医学院校"十四五"规划教材
———— 口腔医学系列 ————

口腔医学
虚拟仿真实训教程

主编 唐子圣

扫描二维码
获取教程高清图片

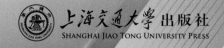
上海交通大学出版社
SHANGHAI JIAO TONG UNIVERSITY PRESS

内容提要

本教材为口腔医学虚拟仿真实训教程,涵盖牙体牙髓病学、牙周病学、口腔修复学及预防医学等亚学科,明确了教学目标、内容及教学效果评估标准,并阐述了实施口腔虚拟仿真实训教学的方法。本教材配有数字资源,扫描内封二维码,可获取教程高清图片。

本教材专为口腔医学专业五年制、七年制、八年制学生及住院医师规范化培训设计,同时也可作为教师教学的参考用书。

图书在版编目(CIP)数据

口腔医学虚拟仿真实训教程/唐子圣主编. —上海:
上海交通大学出版社,2025.1. —ISBN 978 - 7 - 313 - 31821
- 3

Ⅰ. R78 - 39

中国国家版本馆 CIP 数据核字第 2024JT0870 号

口腔医学虚拟仿真实训教程

KOUQIANG YIXUE XUNI FANGZHEN SHIXUN JIAOCHENG

主 编:唐子圣			
出版发行:上海交通大学出版社		地 址:上海市番禺路 951 号
邮政编码:200030		电 话:021 - 64071208
印 制:上海锦佳印刷有限公司		经 销:全国新华书店
开 本:787mm×1092mm 1/16		印 张:11
字 数:238 千字			
版 次:2025 年 1 月第 1 版		印 次:2025 年 1 月第 1 次印刷
书 号:ISBN 978 - 7 - 313 - 31821 - 3		电子书号:ISBN 978 - 7 - 89564 - 023 - 8
定 价:78.00 元			

编 委 会 名 单

前　言

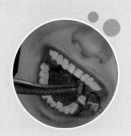

2017 年教育部提出加强虚拟仿真技术在教学上的应用,建设国家虚拟仿真实验教学项目,并将此列入金课,逐渐发展为一流课程。虚拟仿真教学得到全国各个院校的高度重视,极大地推动了虚拟仿真教学活动的开展。

上海交通大学口腔医学院也很早就意识到虚拟仿真先进技术在口腔教学尤其是口腔实训教学中的应用重要意义,2018 年下半年即建立了口腔虚拟仿真实验室,配备先进的虚拟仿真教学设备。在院领导的支持下,我牵头组建了口腔虚拟仿真实训教学团队,团队的老师来自各个教研室,以年轻老师为主。我带领团队的老师们积极完善虚拟仿真教学系统,开设口腔虚拟仿真实训课程,并根据课程编写了一本《口腔虚拟仿真实训手册》,算是国内最早关于口腔虚拟仿真实训教学方面的内部教材。但由于刚起步,内容相对局限。在这基础上,2019 年我们举办了第一届上海口腔虚拟仿真模拟教学论坛,邀请国内各大院校的专家对口腔虚拟仿真教学进行研讨,共同推进口腔虚拟仿真教学发展。另外,我们还举办了关于口腔虚拟仿真实训教学的国家级继续教育学习班,当时因为很多口腔院校都想发展口腔虚拟仿真教学,但又没有以往的经验可借鉴,开展虚拟仿真教学面临许多困难。因此,继续教育学习班吸引了来自全国二十多所院校的 50 余名老师参加,对国内口腔虚拟仿真教学的开展起到了很好的推动作用。经过几年的积累,2020 年上海交通大学口腔医学院在口腔虚拟仿真实训教学方面的成果获得了上海交通大学教学成果特等奖。虽然口腔虚拟仿真教学的成果越来越多,但随着口腔虚拟仿真实训教学的广泛开展,广大师生都认识到,迫切需要一部这方面的教材来指导相关的教学活动。

由于我们前期已经编写了一本《口腔虚拟仿真实训手册》,我和教学团队的老师们都想在这个基础上进一步完善内容,形成一本口腔虚拟仿真实训的教材,填补国内口腔虚拟仿真实训教材方面的空白。

虚拟仿真实训教学注重将最新的虚拟仿真技术和设备应用于实训教学,一方面注重操作能力的培养;另一方面区别于以往传统的实训教学方式,虚拟仿真实训教学还需要老师和同学们先学会虚拟仿真教学设备的操作,这是充分利用先进虚拟仿真教学设备开展虚拟仿真实训的前提,所以在教材的编写上,我们更加注重设备操作的介绍。此外,虚拟仿真设备一般都有客观量化的评价功能,因此在本教材中,充分考虑并设计利用虚拟仿真设备的评价功能特点,可以加强教学中对学生的客观量化评价考核,弥补传统实训教学在客观量化评价方面的薄弱环节。

目前,国内外口腔虚拟仿真教学设备系统的特点主要分为 VR 系统和 MR 系统两大类。VR 系统为纯虚拟仿真,教学模块相对较多,注重对操作的基本训练,有一定的力反馈手感,可以反复训练基本没有耗材。MR 是在仿真头模上进行操作,手感体位更接近临床实际,又可以通过红外导航仪实时虚拟成像、实时评测、实时指导学员调整操作,甚至整个操作过程可以录像回放,便于教学复盘、指导和总结。所以本教程的内容分为两篇,VR 篇和 MR 篇。在明确教学目的、内容的基础上,以图文并茂的形式,把教学中涉及的操作过程,一步一步详细介绍,便于师生学习操作,甚至可以通过教程自行学习操作,最后列出考核标准,便于教学内容结束时,进行相应的考核。

在教程的编写过程中,得到上海交通大学口腔医学院和上海交通大学医学院附属第九人民医院各级领导的热情鼓励和大力支持,感谢上海交通大学医学院教材出版基金项目和上海交通大学出版社教材出版基金给予经费上的大力支持。感谢北京众绘虚拟现实技术研究院有限公司和苏州迪凯尔医疗科技有限公司为本教程提供相关的图片资料,最后也衷心感谢口腔虚拟仿真实训教学团队的各位老师在本教程编写过程中的辛勤付出。

希望此教程的出版,对广大口腔医学专业的师生在开展虚拟仿真实训教学中有所帮助。

唐子圣

2024 年 10 月于上海

目　录

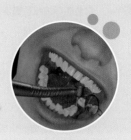

上篇　口腔 VR 系统下虚拟仿真实训

下篇　口腔 MR 系统下虚拟仿真实训

上／篇

口腔 VR 系统下虚拟仿真实训

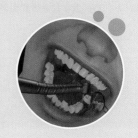

第一章

口腔 VR 系统的基本介绍与操作

第一节　基本介绍

教学目的

　　熟悉口腔 VR 数字化虚拟实训系统操作界面。

教学时数

　　1 课时。

教学内容

　　讲解口腔 VR 数字化虚拟实训系统硬件和操作界面。

教学方法

　　口腔 VR 数字化虚拟实训系统教学。

一、口腔 VR 数字化虚拟实训系统

　　口腔 VR 数字化虚拟实训系统主要用于口腔手术操作技能和理论知识的培训,通过虚拟现实技术模拟真实临床环境,并利用力反馈操作手柄提供真实的操作体验。

二、要点讲解

　　口腔 VR 数字化虚拟实训系统的硬件平台如图 1-1-1 所示。

(一) 观察窗

　　进行实践技能训练等涉及力反馈设备的操作时,需通过观察窗观察虚拟环境(图 1-1-2)。用户透过观察窗观测到高清显示器的镜面反射深度成像,手部操作平台与三维影像完全贴合,保证了模拟的真实感。

(二) 触控屏

　　理论知识的学习需在触控屏幕(图 1-1-3)上进行。触控屏幕支持多种形式的触控操作,包括单指点击、拖动和双指拉伸等,用于旋转、缩放三维模型,从各个角度进行观察。

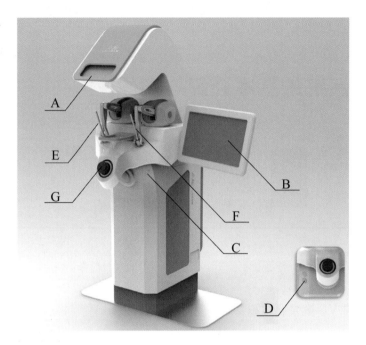

A—观察窗；B—触控屏；C—开关按钮；D—高度调节按钮；E、F—操作手柄；G—3D鼠标

图1-1-1　口腔VR数字化虚拟实训系统硬件平台

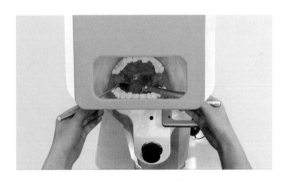

图1-1-2　观　察　窗

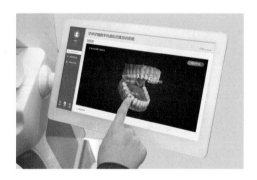

图1-1-3　触　控　屏

　　在进行实践技能训练时，可以在触控屏上进行模块选择、工具切换等操作。触控屏幕还会同步显示学生的操作界面，方便教师观察学生的操作动态。

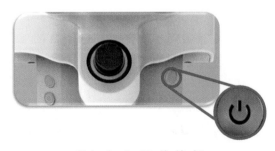

图1-1-4　开　关　按　钮

（三）开关按钮

　　开关按钮（图1-1-4）用于开启设备。接通电源后按下开关按钮即可启动设备。开关按钮内部带有LED信号灯，设备正常启动时按钮的电源符号会点亮。

（四）高度调节按钮

　　硬件平台的内部带有高度调节结

构,按下高度调节按钮后可以调节设备操作平台的高度,帮助用户获得舒适的操作姿态。

(五) 操作手柄

用户借助力反馈操作手柄(图 1-1-5)可以触碰和操作虚拟物体。系统采用了两台力反馈设备,用于模拟医师临床治疗时的双手操作。左手握持手柄为口镜手柄,右手握持手柄为不锈钢材质的钻具握柄。用户在握持手柄时,应握持手柄和力反馈设备连接的一端。操作手柄可以更换,用以模拟不同类型的手术工具,比如洁治器械、拔牙钳等。

(六) 3D 鼠标

在用户进行实践技能训练时,可以使用 3D 鼠标(图 1-1-6)调整环境,包括调整虚拟物体的远近(上下提拉)和姿态(绕 x/y/z 轴的旋转)等。

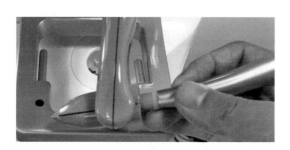

图 1-1-5 操 作 手 柄

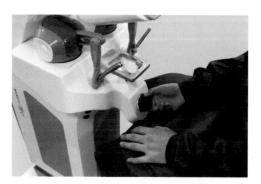

图 1-1-6 3D 鼠 标

(七) 脚踏板

脚踏板可以实现多种器械工作状态的控制,包括手机、超声波洁治器、光固化灯等。用户踩下脚踏板后上述器械开始工作,松开停止工作。

(八) 支点

系统配备了手部操作平台和操作支撑杆(图 1-1-7),可以分别提供手掌支撑和手指支撑。操作平台可以左右滑动,用于提供全口腔范围内各个牙位的支撑。操作平台的两侧配备了操作支点杆,用于提供稳定的手指支撑,使用完成后可以旋转收纳于操作平台的内侧,以防丢失。

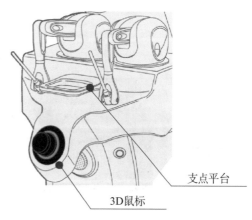

支点平台

3D鼠标

图 1-1-7 操 作 平 台

第二节 基本操作

教学 目的

掌握口腔 VR 数字化虚拟实训系统基本操作。

教学 时数

1 课时。

教学 内容

1. 口腔 VR 数字化虚拟实训系统基本操作。

2. VR 系统下标准形状的预备。

一、口腔 VR 数字化虚拟实训系统

口腔 VR 数字化虚拟实训系统包含牙周、牙体、修复、种植、正畸、口腔预防、口腔检查和钻削基本功等多个训练模块。

二、要点讲解

从系统开启到训练完成后关闭设备,大致可以划分为 11 个步骤,下面以钻削基本功为例,对系统的基本使用步骤进行讲解。

(一) 调节坐姿

调节座椅高度或者设备的高度,以符合人体工程学的位姿进行训练。用户操作时目视"观察窗口",手持"左右手力反馈设备"操作。操作前可调节座椅高度,或按高度调节按钮"调节设备高度",满足人体工程学位姿。模拟训练临床操作的基本规范设定合适的支点,右手持 VR 高速手机、左手持 VR 口镜,保持手肘平面自然放松地放置在操作台上,左脚轻踩踏板,正确适应力反馈系统进行操作(图 1-2-1)。

(二) 启动设备

按下"电源开关",系统会自动启动。

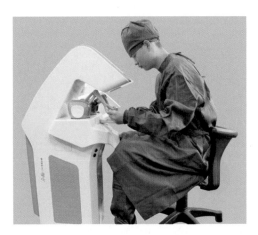

图 1-2-1 坐姿示意图

（三）进入系统

在登录界面输入设备密码进入系统。密码可询问实验室管理员。启动后的系统首界面如图 1-2-2 所示，按照从上到下的顺序依次为状态栏、模块选择栏和模块介绍栏。

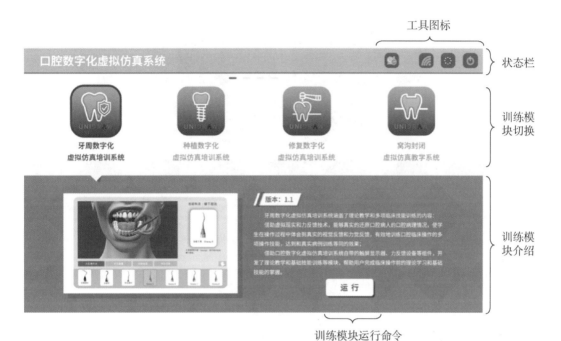

图 1-2-2 口腔数字化虚拟仿真系统界面

状态栏右侧的 4 个工具图标按照从左到右的顺序依次是：1-校准设备，2-连接Wi-Fi，3-系统重启，4-关闭系统。

模块选择栏列出了系统包含的所有训练模块，如牙周、种植、牙体、修复、正畸、口腔预防和口腔检查等，用户点击相应的模块名称即可激活该模块。

模块介绍栏简要介绍了当前被激活模块的信息，在该栏的右下角有"运行"命令，用户点击该命令即可启动对应的训练模块。

（四）校准力反馈设备

系统长时间断电未使用，需要校准力反馈设备。将力反馈设备按照图 1-2-3 所示位置插入凹槽，点击"1-校准设备"进入校准程序后，点击"校准力反馈设备"，提示校准成功后点击"退出"。

（五）进入训练模块

点击屏幕选择训练模块，进行练习。手指点击屏幕选择"钻削基本功训练模块"，点击"运行"进入该模块练习（图 1-2-4）。如果需要记录训练数据，请在模块首页输入个人的账号和密码登录。

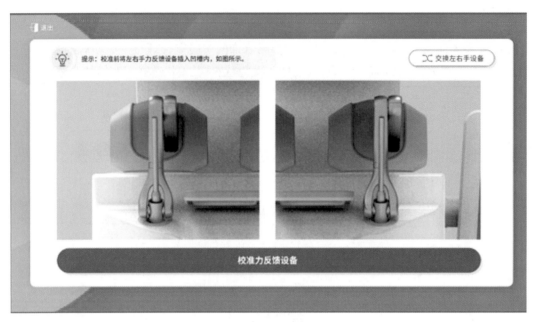

图 1-2-3 校准力反馈

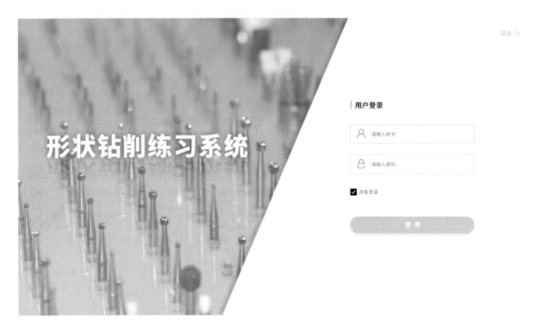

图 1-2-4 形状钻削练习系统界面

（六）选择训练场景

点击屏幕选择训练场景，进行练习。点击选择目标形状后，进入钻削技能训练界面（图 1-2-5 和图 1-2-6）。

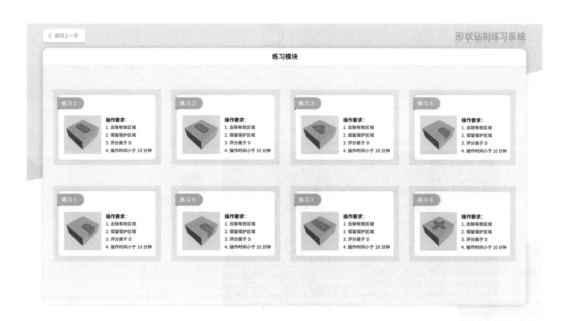

图 1-2-5 形状钻削练习模块选择

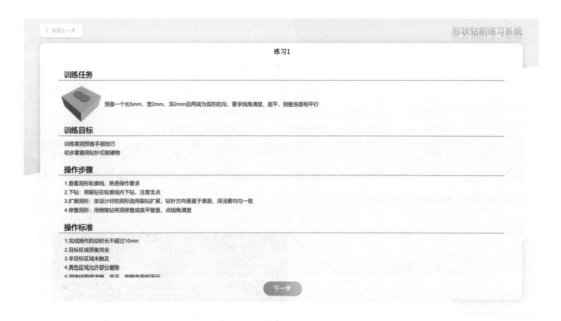

图 1-2-6 形状钻削练习模块介绍

（七）操作设置

在开始操作设置之前，进行工具选择、工具参数调节等初始设置。点击"开始"后开启力反馈（图 1-2-7），此时用工具触碰虚拟物体可以感受到操作力感。下方的工具栏可以左右拖动和点击，选择操作工具；点击"速度调节按钮 ⏱ "后会弹出转速调节框，点击"＋"/"－"

可以加快/减小去除速度；点击"透明选项按钮 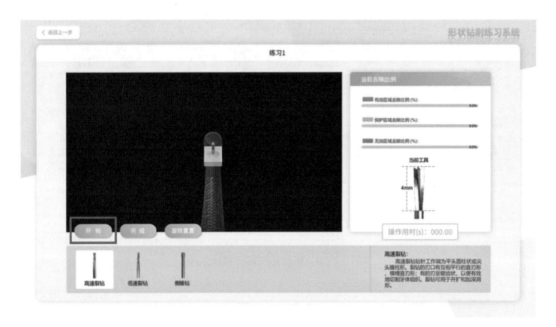"后会弹出透明选择框，用户可以选择是否将手机透明。用户设置完成后，透过观察窗观察虚拟场景，握持力反馈设备进行操作。

图 1-2-7 操作设置

（八）开始操作

初始设置完成后，在虚拟环境下操作练习。用户设置完成后，可以透过观察窗观察虚拟环境，握持力反馈设备进行操作。左脚踩下脚踏板后，手机进入工作状态，可以对虚拟方块进行钻削。用户操作过程中可以使用左手口镜辅助观察，也可以旋转和推拉 3D 鼠标，调整观察视角（图 1-2-8）。

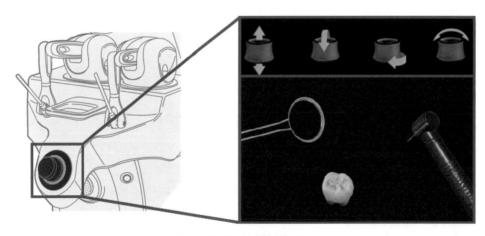

图 1-2-8 开始操作

（九）完成操作

　　用户操作完成后，点击"完成"退出训练场景。退出训练场景后，用户可以继续训练，也可以点击左下角的"退出"回到初始界面（图 1 - 2 - 9）。

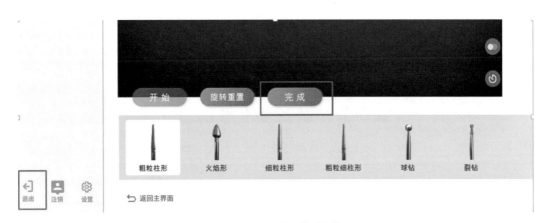

图 1 - 2 - 9　完　成　操　作

（十）退出训练

退出训练场景后，用户可以点击左下角的"退出"回到初始界面。

（十一）关闭设备

训练完成后，点击"4 -关闭系统"按钮关闭设备（图 1 - 2 - 10）。

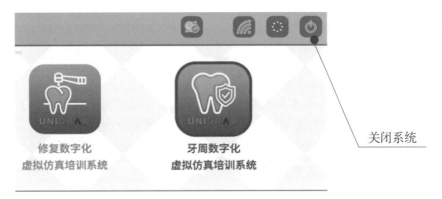

图 1 - 2 - 10　退　出　系　统

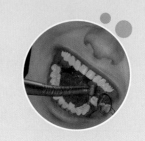

第二章

口腔 VR 系统下牙体洞型的制备

第一节　制备基本形状洞型

教学 目的

 1. 初步掌握口腔医师体位、支点及高速手机、口镜等器械的使用。

 2. 掌握 VR 系统下窝洞制备时力反馈的手感。

 3. 掌握 VR 系统模拟有水雾或无水雾下Ⅰ类洞型的制备过程和手法。

教学 时数

 1 课时。

教学 内容

 Ⅰ类洞型制备。

一、Ⅰ类洞型制备的模块

 Ⅰ类洞型制备包括以下 4 个模块(图 2-1-1)。

 1. 点隙窝沟相连的无水雾Ⅰ类洞型制备:VR 系统可以模拟无水雾下的Ⅰ类洞型制备,明确窝洞制备的全过程,避免水雾干扰,直观、准确地掌握洞型的特点。

 2. 点隙窝沟相连的有水雾Ⅰ类洞型制备:VR 系统可以模拟有水雾下的Ⅰ类洞型制备,模拟临床效果,锻炼力反馈的手感。

 3. 点隙窝沟不相连的无水雾Ⅰ类洞型制备:VR 系统可以模拟无水雾下的点隙窝沟不相连的Ⅰ类洞型制备,避免水雾干扰,直观、准确地掌握不相连洞型的特点。

 4. 点隙窝沟不相连的有水雾Ⅰ类洞型制备:VR 系统可以模拟有水雾下的点隙窝沟不相连的Ⅰ类洞型制备,增加难度,锻炼力反馈感知的精细程度。

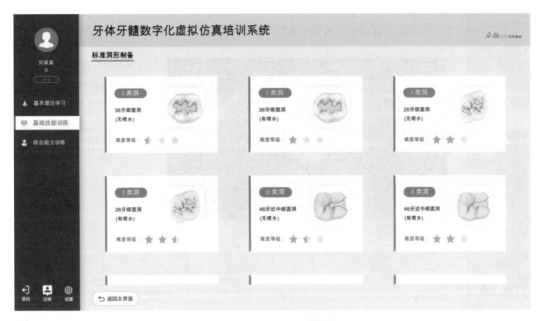

图 2-1-1　项　目　模　块

二、要点讲解

1. 要求窝洞的外形呈圆缓曲线，避开牙尖，如颌面近、远中点隙均发生龋坏，且龋坏范围小，2 个窝洞间的距离＞0.5 mm 时，制成 2 个单独的洞，尽量保留斜嵴或横嵴。

2. 洞深 1.5～2 mm，洞缘角呈直角，点、线角圆钝，洞底平坦。侧壁略向洞口聚集，盒状洞型。

3. VR 系统下 Ⅰ 类洞型的预备包括有喷水和无喷水情况，先通过无喷水模式进行制备，可以清晰地了解磨除过程及磨除结果；再通过有喷水模式进行训练，在视线较模糊的情况下，需提高注意力并进行间断磨除，模拟临床情景。

三、操作步骤

1. 用裂钻从中央窝处钻入牙体组织，达到釉牙本质界，窝洞外形呈圆缓曲线，避开牙尖（图 2-1-2）。

2. 洞深 1.5～2.0 mm，洞缘外形呈直角，点、线角圆钝，洞底平坦，向近远中向及颊舌向扩展至所设计的外形。扩展时注意力反馈的手感，若扩展过度，系统给出提示力反馈阻力变大；若制备过程中深度过深，力反馈阻力变小，有穿髓的落空感。

3. 将洞形修整为典型的盒状洞形，侧壁略向洞口聚合，必要时可增加倒凹预备（图 2-1-3）。

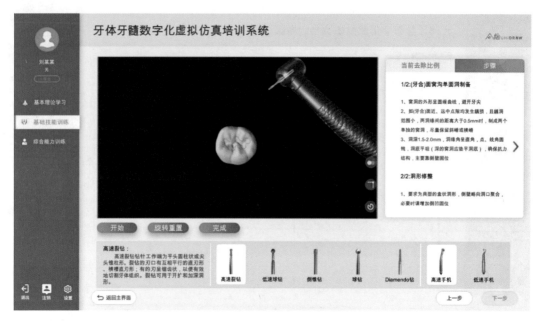

图 2-1-2　Ⅰ类洞型设计

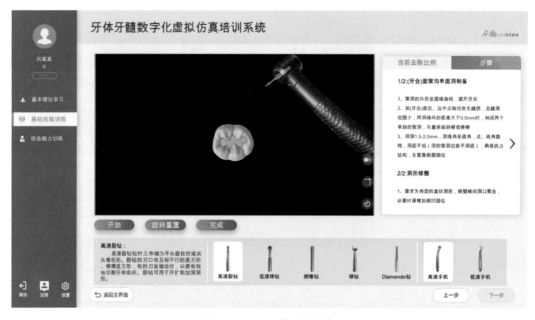

图 2-1-3　Ⅰ类洞型制备

四、评价考核

1. 红框部分中的有效区域去除比例(应该磨除的部分),其他区域去除比例(多磨除的部分)(图 2-1-4)。

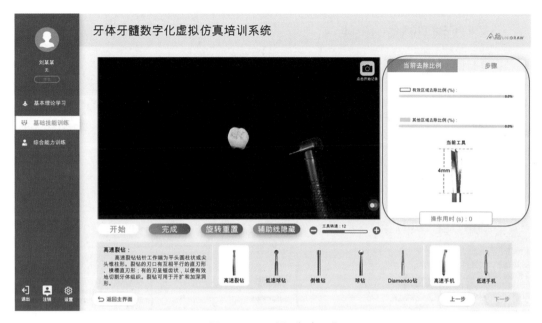

图 2-1-4　评 分 标 准

2. 评分标准：

（1）A 级：有效区域去除比例≥80％，非目标区域去除比例≤5％，底平壁直。

（2）B 级：有效区域去除比例≥70％，非目标区域去除比例≤5％，底平壁直。

（3）C 级：有效区域去除比例≥70％，非目标区域去除比例≤10％。

（4）D 级：有效区域去除比例＜70％。

第二节　制备标准洞型

教学目的

1. 掌握Ⅱ类洞型制备时口腔医师体位、支点的把握、口镜的使用。

2. 掌握 VR 系统下Ⅱ类洞型窝洞制备时力反馈的手感。

3. 掌握 VR 系统模拟有水雾或无水雾下Ⅱ类洞型制备的过程和手法。

教学时数

2 课时。

教学内容

Ⅱ类洞型的制备。

一、Ⅱ类洞型制备的模块

Ⅱ类洞型制备包括 8 个模块(图 2-2-1)。

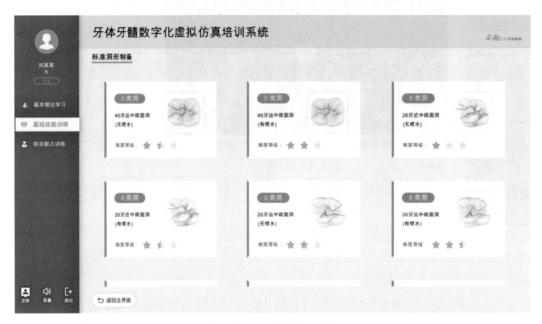

图 2-2-1 Ⅱ类洞型模块

1. 46 牙近中邻殆/46 牙远中邻殆的无水雾Ⅱ类洞型制备:VR 系统可以模拟无水雾下的Ⅱ类洞型制备,明确窝洞制备的全过程,避免水雾干扰,直观、准确地掌握洞形特点,掌握口镜下下颌牙远中面的反射。

2. 46 牙近中邻殆/46 牙远中邻殆的有水雾Ⅱ类洞型制备:VR 系统可以模拟有水雾下的Ⅱ类洞型制备,模拟临床效果,锻炼力反馈的手感。

3. 26 牙近中邻殆/26 牙远中邻殆的无水雾Ⅱ类洞型制备:VR 系统可以模拟无水雾下的Ⅱ类洞型制备,避免水雾干扰,直观、准确地掌握不相连洞形的特点,掌握上颌牙的口镜使用方法及支点。

4. 26 牙近中邻殆/26 牙远中邻殆的有水雾Ⅱ类洞型制备:VR 系统可以模拟有水雾下的Ⅱ类洞型制备,增加难度,锻炼力反馈感知的精细程度,口镜在水雾干扰下使用。

二、要点讲解

(一) 46 牙近中邻殆Ⅱ类洞型制备

1. 选择正确的车针,从 46 牙近中边缘嵴扩张洞口,切削深度<0.5 mm。

2. 去除屏幕上红色标记内的部分。

3. 邻面预备要求。

（1）46 牙近中面的接触区偏颊侧，所以邻面洞整体也偏颊侧。颊舌壁应越过接触区，达自洁区，扩展至颊舌楔状隙，扩展程度与邻面突度有关。突度大，则接触区小、颊舌楔状隙大、扩展小；反之，邻面突度小，则扩展多。邻面洞深应为 1.0～1.5 mm，颊壁、舌壁和龈壁的釉质壁部分应顺釉质方向略向外敞开，防止形成无基釉，扩展时还需要注意邻面深度。如果过深，系统认定切削非有效区域，根据比例会出现评分降等级的可能。

（2）龈壁位置：龋坏去净后到达接触点龈方 1～1.5 mm，如果这时龈壁已经与邻牙脱离接触，则无须再向龈方扩展，如果龈壁制备不平，操作系统会显示呈锯齿状。

（3）颊舌壁略向𬌗方聚合，形成龈方大于𬌗方的梯形，防止𬌗方移位。

4. 𬌗面洞制备要求：

（1）𬌗面要制作鸠尾洞型：制作鸠尾时，形态应依据𬌗面解剖而设计，大小与邻面洞口宽度相适应；峡部放在颊舌牙尖之间，宽度一般为两牙尖距离的 1/4～1/3，峡部与邻面边缘嵴洞口宽度的适宜比例为 1/2～2/3。

（2）鸠尾峡部与邻𬌗面台阶的位置关系：峡部应位于台阶轴髓线角的靠牙中线一侧，不能使峡部与轴髓线角处于同一垂直平面上，以免此处应力过于集中，造成充填体自峡部折断。

（二）26 牙远中邻𬌗Ⅱ类洞型制备

1. 选择正确的车针，从 26 牙远中边缘嵴扩张洞口，切削深度＜0.5 mm。

2. 口镜下去除屏幕上红色标记内的部分。

3. 邻面预备要求：如图 2-2-2 所示。

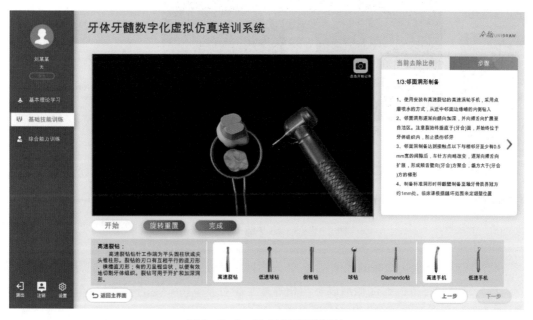

图 2-2-2　26 牙邻面洞型预备

（1）26牙远中边缘嵴内钻入，逐渐加深，并向颊舌壁应越过接触区，达自洁区。邻面洞深应为1.0～1.5 mm，扩展时还需要注意邻面深度，使裂钻始终处于牙体组织内，防止损伤邻牙。

（2）龈壁位置：龋坏去净后到达接触点龈方1～1.5 mm，此处注意口镜的方向，适当调整方向有助于看清龈壁的位置。

（3）颊舌壁略向殆方聚合，形成龈方大于殆方的梯形，防止殆方移位。

4. 殆面洞制备要求：

（1）殆面要制作鸠尾洞形：制作鸠尾时，形态应依据殆面解剖而设计，大小与邻面洞口宽度相适应；鸠尾峡部位置容易产生口镜盲区，需及时调整口镜方向。

（2）鸠尾峡部与邻殆面台阶的位置关系：峡部应位于台阶轴髓线角的靠牙中线一侧，不能使峡部与轴髓线角处于同一垂直平面上，以免造成充填体自峡部折断。

三、操作步骤

（一）46牙的Ⅱ类洞型制备

1. 邻面洞型制备：如图2-2-3所示。

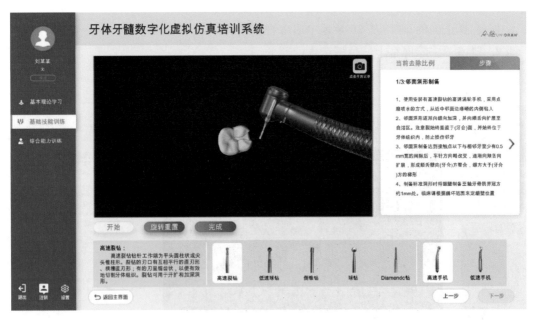

图2-2-3　46牙邻面洞型制备

（1）从近中邻面边缘嵴的内侧钻入，邻面洞型逐渐龈向加深，并向颊舌向扩展至自洁区。

（2）邻面洞制备达到接触点以下与相邻牙至少有0.5 mm宽的间隙后，车针方向略改变，逐渐向颊舌向扩展，形成龈方大于殆方的梯形。

（3）制备标准洞型是龈壁位于釉牙骨质界冠方1 mm处。

2. 船面洞型制备：如图 2-2-4 所示。

（1）从邻面壁釉牙本质界下 0.2～0.5 mm 处开始制备船面洞，车针逐渐向船面中央窝扩展，沿船面窝沟扩展形成鸠尾膨大部分。

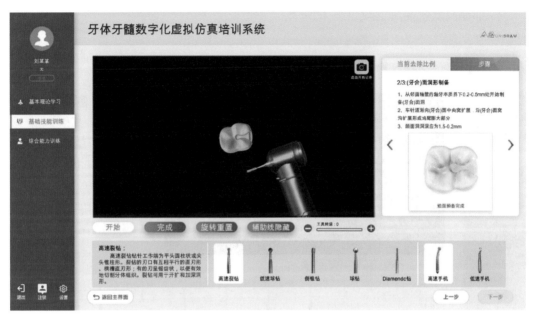

图 2-2-4　46 牙船面洞型制备

（2）洞深为 1.5～2.0 mm。

3. 洞形修整：如图 2-2-5 所示。

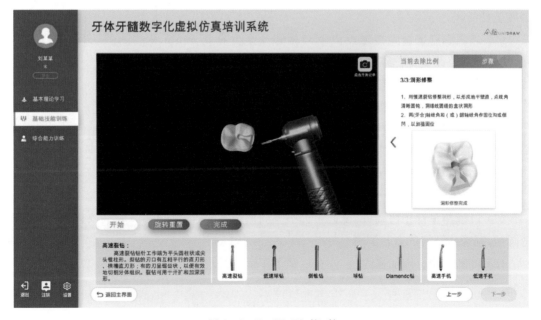

图 2-2-5　洞 形 修 整

（1）形成底平·壁直、点线角清楚圆钝、洞缘线圆缓的盒状洞形。

（2）可制备固位沟加强固位。

(二) 26 牙Ⅱ类洞型制备

1. 邻面洞型制备：如图 2-2-6 所示。

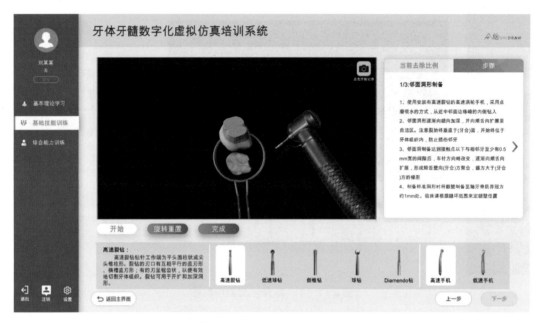

图 2-2-6 26 远中邻面洞型制备

（1）口镜下从 26 牙远中邻面边缘嵴的内侧钻入，邻面洞型逐渐龈向加深，并向颊舌向扩展至自洁区。

（2）邻面洞制备达到接触点以下与相邻牙至少有 0.5 mm 宽的间隙后，调整口镜方向，车针方向略改变，逐渐向颊舌向扩展，形成龈方大于𬌗方的梯形。

（3）制备标准洞型是龈壁位于釉牙骨质界冠方 1 mm 处。

2. 𬌗面洞型制备：如图 2-2-7 所示。

（1）调整口镜方向，裂钻从邻面壁约釉牙本质界下 0.2～0.5 mm 处开始制备𬌗面洞，车针逐渐向𬌗面中央窝扩展，沿𬌗面窝沟扩展形成鸠尾膨大部分。

（2）洞深为 1.5～2.0 mm，水雾干扰下，需要注意口镜的清晰度。

3. 洞型修整：如图 2-2-8 所示。

（1）口镜与车针相协调，口镜近中远中方向调节观察，最终制备成底平壁直、点线角清楚圆钝，洞缘线圆缓的盒状洞形。

（2）可制备固位沟加强固位，注意口镜下车针的行走方向和位置。

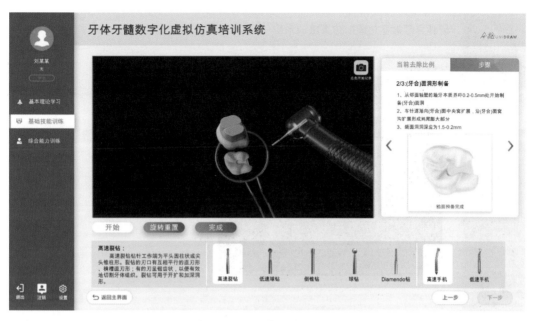

图 2-2-7 26 远中邻面洞型制备

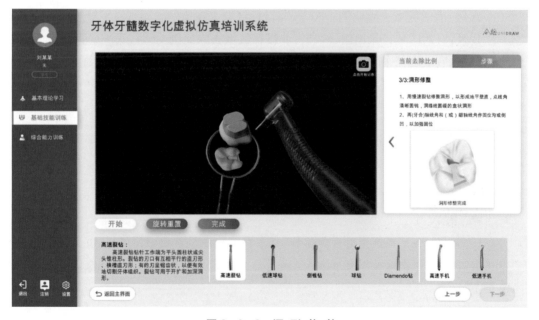

图 2-2-8 洞 形 修 整

四、评价考核

1. 有效区域去除比例(应该磨除的部分)和非目标区域去除比例(不应磨除的部分)如图 2-2-9 所示。

2. 评分等级:分为 A~D 级。

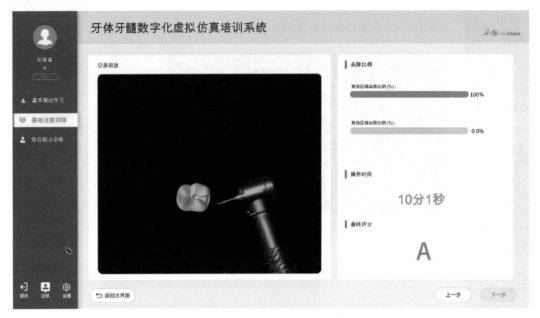

图2-2-9 结 果 评 价

(1) A级:有效区域去除比例≥80%,非目标区域去除比例≤5%,底平壁直。
(2) B级:有效区域去除比例≥70%,非目标区域去除比例≤5%,底平壁直。
(3) C级:有效区域去除比例≥70%,非目标区域去除比例≤10%。
(4) D级:有效区域去除比例<70%。

第三节 制备龋洞洞型

教学 目的

1. 掌握制备V类洞型时医师体位、支点及高速手机等器械的使用。
2. 掌握VR系统模拟有水雾或无水雾下V类洞型制备的过程和手法。

教学 时数

1课时。

教学 内容

V类洞型制备。

一、V类洞型制备的模块

V类洞型制备包括4个模块,如图2-3-1所示。

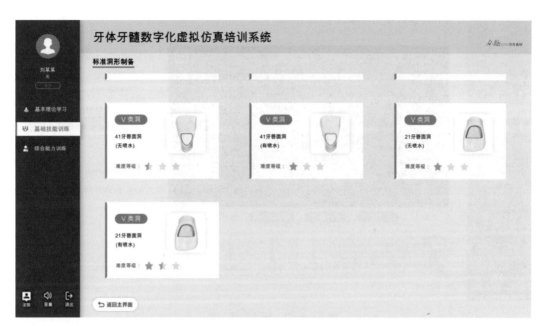

图 2-3-1 项目模块

1. 41/21 牙唇面洞无水雾的制备：VR 系统可以模拟无水雾下的 V 类洞型制备，明确窝洞制备的全过程，避免水雾干扰，直观准确掌握洞形特点。

2. 41/21 牙唇面洞有水雾的制备：VR 系统可以模拟有水雾下的 V 类洞型制备，模拟临床效果，锻炼力反馈的手感。

二、要点讲解

1. 选择正确的车针。

2. 去除屏幕上红色标记内的部分。

3. 龈壁一般呈水平线，使洞的整体是一个半圆形，整体洞型位于颈 1/3 处，勿损伤冠中牙体组织，V 类洞型的抗力型和固位型是盒状结构（图 2-3-2）。

三、操作步骤

1. V 类洞型的龈壁与龈缘平行，显示与颈曲线相应的圆弧形，近远中侧壁的位置范围依龋损范围而定，尽量在轴角以内（图 2-3-3）。

2. 龈壁一般不超过颈 1/3。

四、评价考核

1. 考核有效区域去除比例（应该磨除的部分）和非目标区域去除比例（不应磨除的部分）。

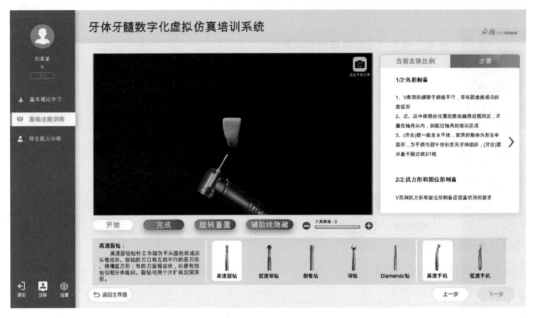

图 2-3-2　操作要点

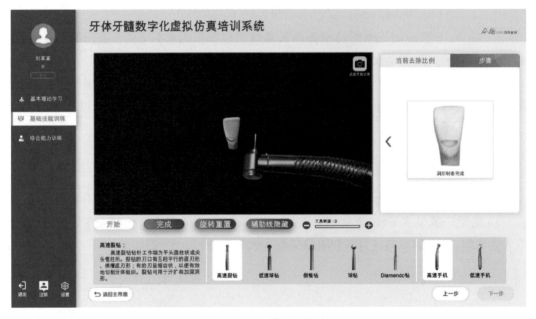

图 2-3-3　操作方法

2. 评分等级:分为 A~D 级。

(1) A 级:有效区域去除比例≥80%,非目标区域去除比例≤5%,底平壁直。

(2) B 级:有效区域去除比例≥70%,非目标区域去除比例≤5%,底平壁直。

(3) C 级:有效区域去除比例≥70%,非目标区域去除比例≤10%。

(4) D 级:有效区域去除比例<70%。

第四节　龋病案例实操及评估

一、要点讲解

　　1. Ⅰ类洞型制备:根据病例内容设计Ⅰ类洞型,根据Ⅰ类洞型制备原则以及龋病治疗原则设计并制备Ⅰ类洞型。

　　2. Ⅱ类洞型制备:根据患者病史以及检查内容设计Ⅱ类洞型,根据邻面洞设计相应的𬌗面洞型,注意鸠尾的大小以及峡部的宽度及位置。

　　3. Ⅴ类洞型制备:同第三节要点讲解内容。

二、操作步骤

　　1. 图 2-4-1 为各病例的简介界面,点击相应的病例进行操作。

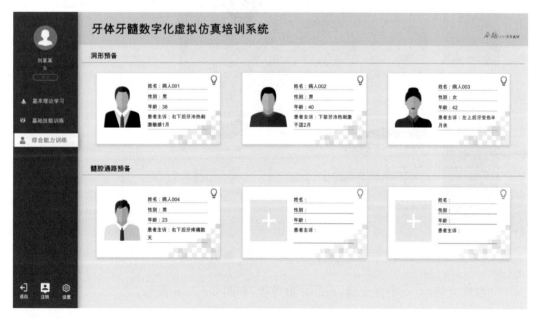

图 2-4-1　病 例 模 块

2. 进入病例界面,可见相应的病情说明如图 2-4-2 所示。

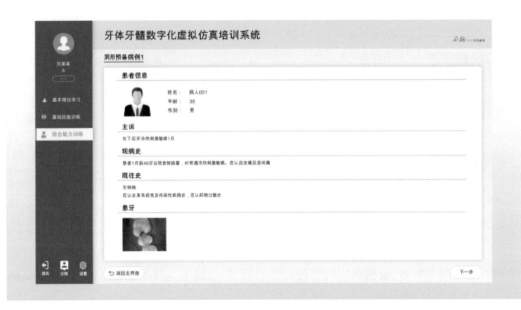

图 2-4-2 病 例 选 择

3. 在操作界面选择合适的钻头进行操作,如图 2-4-3 所示。

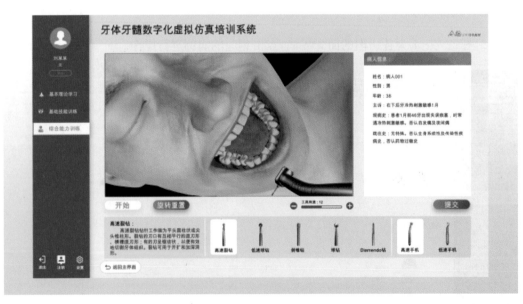

图 2-4-3 病 例 治 疗

4. 操作完毕后,点击提交键,查看评价等级,如图 2-4-4 所示。

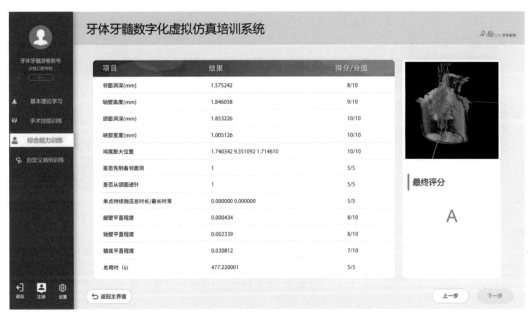

图 2-4-4　病　例　评　分

三、评估考核

1. 评分标准:如表 2-4-1 所示。

表 2-4-1　龋病案例实操及评估:评估考核评分标准(满分 100)

项目		A 级	B 级	C 级	D 级
是否先制备邻面洞	标准	是	否		
	分值	5 分	0 分		
邻面洞深	标准	略向殆面聚拢的梯形	垂直于殆面的梯形	矩形	无明显形状
	分值	10~8 分	7~5 分	4~1 分	0 分
殆面洞深	标准	1.5~2.5 mm	2.5~2.8 mm 或 1.2~1.5 mm	1.0~1.2 mm 或 2.8~3.0 mm	<0.5 mm 或 >3.0 mm
	分值	10~8 分	7~5 分	4~1 分	0 分
髓底平直程度	标准	底平壁直,点线角清楚,洞缘线圆缓流畅,去除无基釉	洞底、洞壁、点线角、洞缘线需微量调改,去除无基釉	洞底、洞壁、点线角、洞缘线需少量调改,有少许无基釉	洞底、洞壁、点线角、洞缘线需经大量调改,有较多无基釉
	分值	10~8 分	7~5 分	4~1 分	0 分

(续表)

项目		A 级	B 级	C 级	D 级
龈壁平直程度	标准	位于颈部（釉牙骨质）上 1.0～1.5 mm；宽 1.2～1.5 mm；龈壁平直	位于颈部（釉牙骨质）上 0.5～1.0 mm；宽 0.7～1.2 mm 或 1.5～2.0 mm；龈壁需微量调改	位于颈部（釉牙骨质）下 0.5～1.0 mm 或 1.5～2.0 mm；宽度＞2.0 mm 或＜0.7 mm；龈壁需少量调改	位于颈部（釉牙骨质）下 1.0～1.5 mm 或上 2.0～2.5 mm；宽度＞2.5 mm 或＜0.5 mm；龈壁需大量调改
	分值	10～8 分	7～5 分	4～1 分	0 分
是否从颌面进针	标准	是	否		
	分值	5 分	0 分		
轴壁高度及平直程度	标准	轴壁：＞2.0 mm，龈方＞𬌗方，平直	轴壁：1.5～2.0 mm，龈方＞𬌗方，微量调改	轴壁：1.0～1.5 mm，龈方＝𬌗方，少量调改	轴壁：＜1.0 mm，龈方＜𬌗方，伤及牙髓
	分值	10～8 分	7～5 分	4～1 分	0 分
轴壁平直程度	标准	平直	微量调改	少量调改	伤及牙髓
	分值	10～8 分	7～5 分	4～1 分	0 分
鸠尾膨大位置	标准	鸠尾膨大部位于中央窝，保留远中颊尖与舌尖的三角嵴	鸠尾膨大部位置需微调，基本保留远中颊尖与舌尖的三角嵴	鸠尾膨大部位置需少量调改，远中颊尖与舌尖的三角嵴有较大破坏	鸠尾膨大部位置需大量调改，远中颊尖与舌尖的三角嵴磨除严重
	分值	10～8 分	7～5 分	4～1 分	0 分
鸠尾峡部宽度	标准	位置：位于髓壁上方，近中颊尖与舌尖之间；宽度：颊舌间距 2.0 mm	位置：需微量调改；宽度：颊舌间距 1.5～2.0 mm 或 2.0～2.5 mm	位置：需少许调改；宽度：颊舌间距 1.0～1.5 mm 或 2.5～3.0 mm	位置：大量调改；宽度：颊舌间距＜1.0 mm 或＞3.0 mm
	分值	10～8 分	7～5 分	4～1 分	0 分
单点持续施压时间/总用时	标准	＜1 s/15～18 min	1～2 s/18～20 min	2～3 s/20～25 min	＞3 s/≥25 min
	分值	10～8 分	7～5 分	4～1 分	0 分

2. 评分等级：分为 A～D 级。

(1) A 级：总得分≥90 分。

(2) B 级：总得分 75～89 分。

(3) C 级：总得分 60～74 分。

(4) D 级：总得分＜60 分。

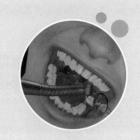

第三章

口腔 VR 系统下牙周病学虚拟仿真实训

第一节　牙周治疗的体位实训

教学 目的

　　1. 掌握牙周治疗下患者的体位。

　　2. 掌握医师在牙周治疗时的 4 种时钟体位。

　　3. 掌握牙周治疗不同牙位及牙面时患者正确的体位。

教学 时数

　　3 课时。

教学 内容

　　1. 在牙周治疗下患者的体位示教。

　　2. 学习医师在牙周治疗时的时钟体位。

　　3. 不同牙位及牙面、牙周治疗时患者正确体位的示教与练习。

一、牙周治疗时患者体位虚拟仿真实训

（一）要点讲解

1. 患者取仰卧位，牙椅椅背与地面接近平行，患者的口腔应与医师的肘部平齐。

2. 治疗上颌牙时，患者抬上颌，调节头靠使患者上颌牙咬合平面与地面成 45°～ 90°角。

3. 治疗下颌牙时，患者收下颌，调节头靠使患者下颌牙咬合平面基本与地面平行。

（二）操作步骤

1. 通过牙周数字化虚拟仿真培训系统主页面（图 3 - 1 - 1），点击【体位训练】。

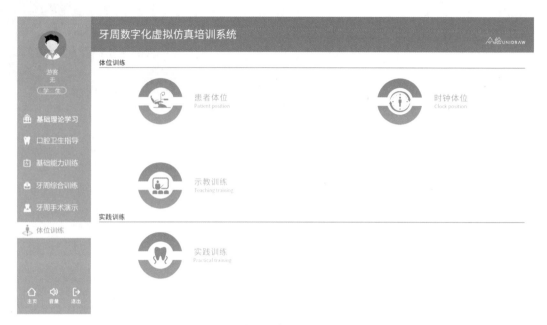

图3-1-1　牙周数字化虚拟仿真培训系统主页面(体位训练)

2. 点击【患者体位】。

患者平躺仰卧(图3-1-2),牙椅椅背调整为与地面接近平行。患者口腔与医师肘部接近平齐。治疗上颌牙时调节头靠,嘱患者大张口、抬上颌,患者上颌牙咬合平面与地面成45°~90°角(图3-1-3和图3-1-4)。治疗下颌牙时调节头靠,嘱患者大张口、收下颌,患者下颌牙咬合平面与地面接近平行(图3-1-5)。

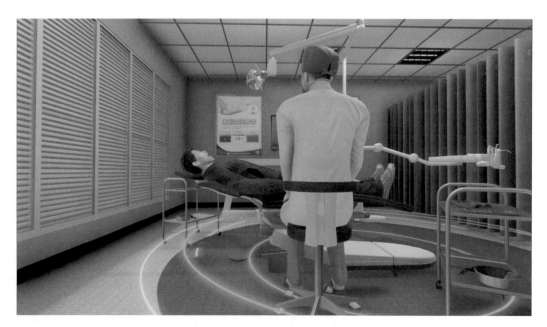

图3-1-2　患者仰卧位

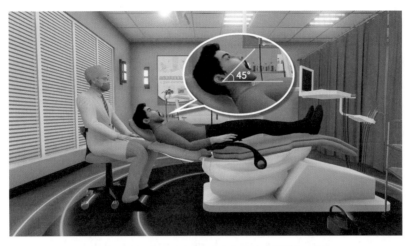

图 3-1-3　患者上颌牙咬合平面与地面成 45°角

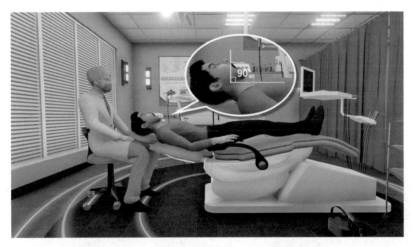

图 3-1-4　患者上颌牙咬合平面与地面成 90°角

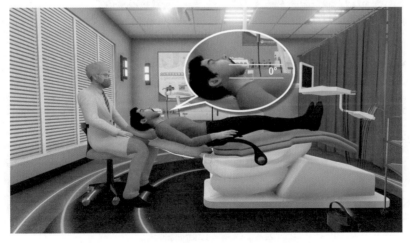

图 3-1-5　患者下颌牙咬合平面与地面平行

二、牙周治疗时医师体位虚拟仿真实训

(一)要点讲解

一般将治疗时所坐的区域按时钟表盘面划分成不同区域。将患者的头部和脚部分别设定为 12 点和 6 点钟位置。根据所洁治牙的区段、牙面的不同,医师需移动至适宜的位置,主要包括以下 4 个时钟体位:8 点钟、9 点钟、10～11 点钟、12 点钟位置。

1. 8 点钟位置:医师在患者右前方坐下,大腿自然放置。注意:在 8 点钟位置时很难保持正确的手臂位置,故不要过多采用这个位置。

2. 9 点钟位置:医师在患者正右侧方坐下,躯体的中线正对患者口腔,大腿自然放置。

3. 10～11 点钟位置:医师在患者右后方坐下,躯体的中线正对患者右侧鬓角,大腿自然放置。

4. 12 点钟位置:医师在患者正后方坐下,大腿分跨在头托两侧。

(二)操作步骤

1. 通过牙周数字化虚拟仿真培训系统主页面(图 3－1－1),点击【体位训练】。

2. 点击【时钟体位】,如图 3－1－6 所示。点击图示的"8"图标,显示医师在患者右前方坐下,大腿自然放置(图 3－1－7)。点击"9"图标,显示医师在患者正右侧方坐下,躯体

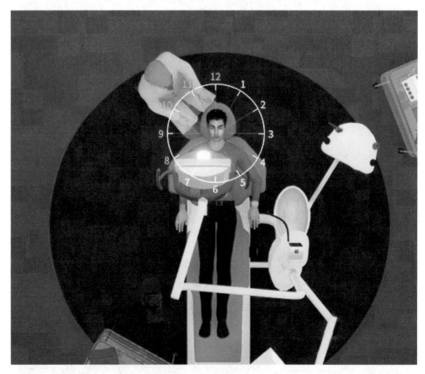

图 3－1－6　医师时钟体位

的中线正对患者口腔,大腿自然放置(图3-1-8)。点击"11"图标,显示医师在患者右后方坐下,躯体中线正对患者右侧鬓角,大腿自然放置(图3-1-9)。点击"12"图标,显示医师在患者正后方坐下,大腿分跨在头托两侧(图3-1-10)。

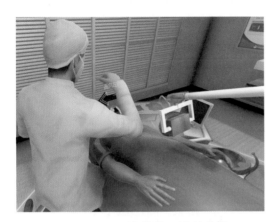

图3-1-7　医师体位:8点钟位置

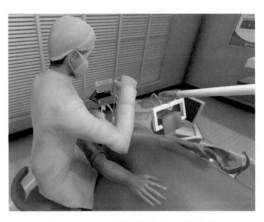

图3-1-8　医师体位:9点钟位置

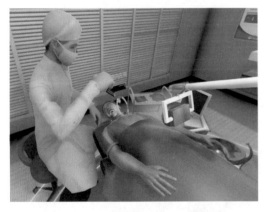

图3-1-9　医师体位:11点钟位置

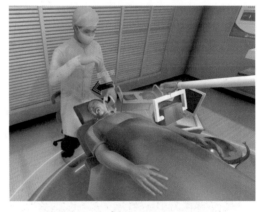

图3-1-10　医师体位:12点钟位置

三、不同牙位及牙面、牙周治疗时的体位虚拟仿真实训

(一) 要点讲解

1. 治疗前牙时,医师先坐在8点钟位置,将前牙按中线分为近远中两部分:左侧上下前牙的近中1/2和右侧上下前牙的远中1/2为前牙近术者区,治疗该区域时医师躯干相对于患者头部为8~9点钟位置,左手和右手分别为9点和7点钟位置;患者头转向右侧(转向医师);左侧上下前牙的远中1/2和右侧上下前牙的近中1/2为前牙远术者区,治疗该区域时医师躯干相对于患者头部为12点钟位置,左手和右手分别为1点和11点钟位置。

2. 治疗后牙时,医师先坐在 9 点钟位置,将后牙分为颊舌两个面:左侧上下后牙的舌面和右侧上下后牙的颊面为后牙近术者区,治疗该区域时当医师躯干相对于患者头部为 9 点钟位置,左手和右手分别为 10 点和 8 点钟位置,患者头转向左侧(远离医师);左侧上下后牙的颊面和右侧上下后牙的舌面为后牙近术者区,治疗该区域时当医师躯干相对于患者头部为 10 点钟位置,左手和右手分别为 11 点和 9 点钟位置,患者头转向右侧(转向医师)。

3. 治疗下颌牙时,患者收下颌。

4. 治疗上颌牙时,患者抬下颌。

(二) 操作步骤

1. 通过牙周数字化虚拟仿真培训系统主页面(图 3-1-1),点击【体位训练】。

2. 点击【示教训练】,点击左侧黑色框内虚拟牙列模型,可选择任一拟洁治牙面。左侧下框和右侧虚拟诊室框可提示相对应患者体位和医师时钟体位。示例如下:

(1) 治疗 11 牙远中 1/2 面:界面提示医师体位为 8~9 点钟位置,患者抬下颌,头转向医师侧,使上颌牙咬合平面与地面成 45°~90°角(图 3-1-11)。

在虚拟临床环境下,帮助用户练习并掌握口腔临床操作时的体位选择技巧。(点击左侧牙列模型,选择洁治牙面)

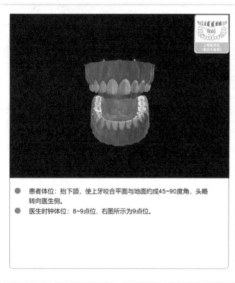

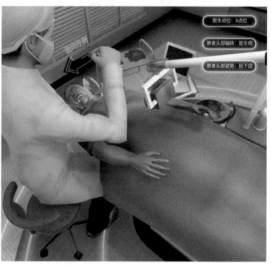

图 3-1-11 选择上颌前牙区(前牙近术者区)

(2) 治疗 11 牙近中 1/2 面:界面提示医师时钟体位为 12 点钟位置,患者抬下颌,使上颌牙咬合平面与地面成 45°~90°角(图 3-1-12)。

(3) 治疗 41 牙远中 1/2 面:界面提示医师体位为 8 点钟位置,患者头转向医师侧、收下颌,使下颌牙咬合平面与地面平行(图 3-1-13)。

在虚拟临床环境下,帮助用户练习并掌握口腔临床操作时的体位选择技巧。(点击左侧牙列模型,选择洁治牙面)

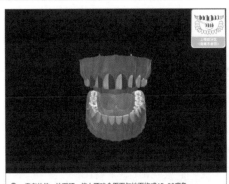

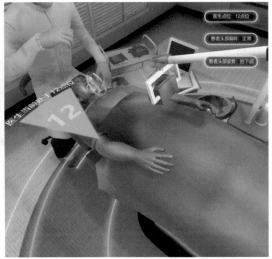

图 3-1-12　上颌前牙区(前牙远术者区)对应的医患体位

在虚拟临床环境下,帮助用户练习并掌握口腔临床操作时的体位选择技巧。(点击左侧牙列模型,选择洁治牙面)

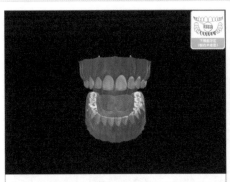

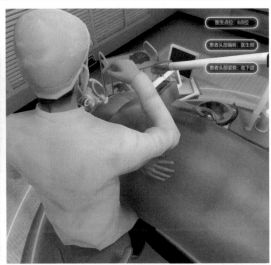

图 3-1-13　下颌前牙区(前牙近术者区)对应的医患体位

　　(4)治疗 41 牙近中 1/2 面:界面提示医师体位为 12 点钟位置,患者收下颌,使下颌牙咬合平面与地面平行(图 3-1-14)。

在虚拟临床环境下，帮助用户练习并掌握口腔临床操作时的体位选择技巧。(点击左侧牙列模型，选择洁治牙面)

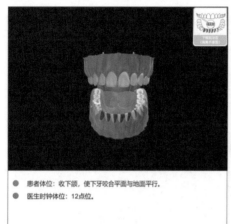

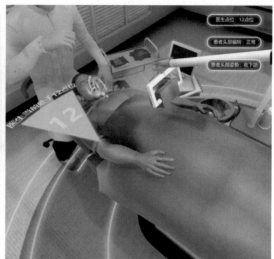

图 3-1-14 下颌前牙区(前牙远术者区)对应的医患体位

(5) 治疗 46 牙颊面：界面提示医师时钟体位为 9 点钟位置，患者头偏向医师对侧，收下颌，使下颌牙咬合平面与地面平行(图 3-1-15)。

在虚拟临床环境下，帮助用户练习并掌握口腔临床操作时的体位选择技巧。(点击左侧牙列模型，选择洁治牙面)

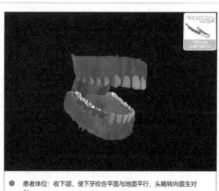

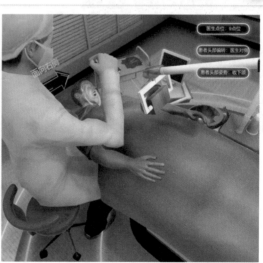

图 3-1-15 下颌后牙区(后牙近术者区)对应的医患体位

(6) 治疗 36 牙颊面：界面提示医师时钟体位为 11 点钟位置，患者头转向医师侧，收下颌，使下颌牙咬合平面与地面平行(图 3-1-16)。

在虚拟临床环境下，帮助用户练习并掌握口腔临床操作时的体位选择技巧。(点击左侧牙列模型，选择洁治牙面)

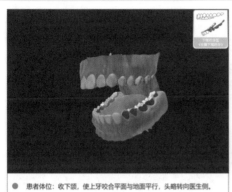

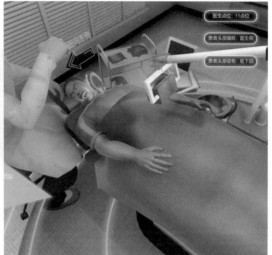

- 患者体位：收下颌，使上牙咬合平面与地面平行，头略转向医生侧。
- 医生时钟体位：10~11点位，右图所示为11点位。

图 3-1-16　下颌后牙区(后牙远术者区)对应的医患体位

(7)治疗 16 牙颊面：界面提示医师体位为 9 点钟位置，患者头略偏向医师对侧、抬下颌，使上颌牙咬合平面与地面成 $45°\sim90°$ 角(图 3-1-17)。

在虚拟临床环境下，帮助用户练习并掌握口腔临床操作时的体位选择技巧。(点击左侧牙列模型，选择洁治牙面)

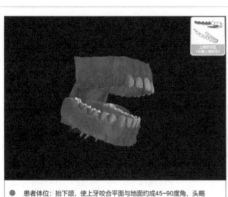

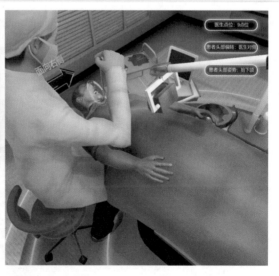

- 患者体位：抬下颌，使上牙咬合平面与地面约成45~90度角，头略转向医生对侧。
- 医生时钟体位：9点位。

图 3-1-17　上颌后牙区(后牙近术者区)对应的医患体位

(8)治疗 26 牙颊面：界面提示医师体位为 11 点钟位置，患者头略偏向医师侧，抬下颌，使上颌牙咬合平面与地面成 45°～90°角（图 3-1-18）。

在虚拟临床环境下，帮助用户练习并掌握口腔临床操作时的体位选择技巧。（点击左侧牙列模型，选择洁治牙面）

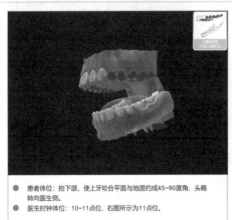
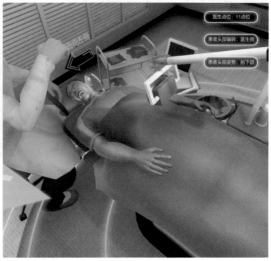

- 患者体位：抬下颌，使上牙咬合平面与地面约成45~90度角，头略转向医生侧。
- 医生时钟体位：10~11点位，右图所示为11点位。

图 3-1-18　上颌后牙区（后牙远术者区）对应的医患体位

　　3. 点击【实践训练】，点击右上方【查找目标牙石】，于显示屏左侧的可视操作窗口中寻找目标牙石，随后于显示屏右侧的灰色框内的时钟示意图选择目标牙石相对应的患者体位和医师时钟体位（图 3-1-19～图 3-1-22）。

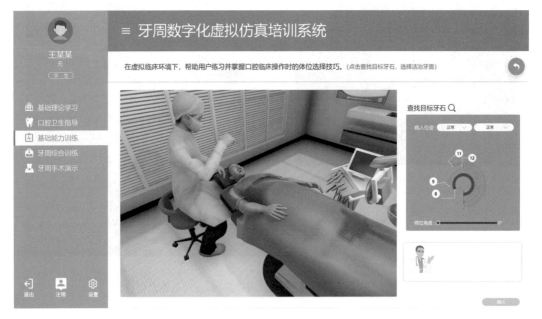

图 3-1-19　查找目标牙石

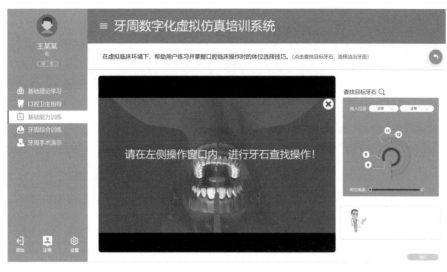

图 3-1-20　牙石查找操作

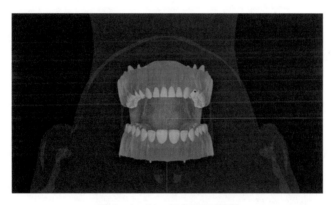

图 3-1-21　目标牙石位置

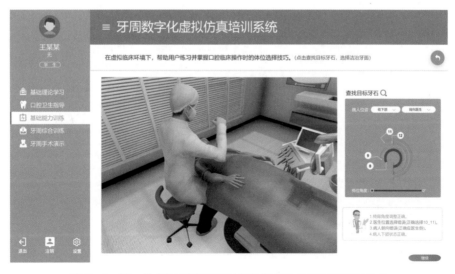

图 3-1-22　选择目标牙石相对应的患者体位和医师时钟体位

（三）评估考核

在【实践训练】中随机抽取 6 个不同目标牙石，针对不同治疗区域选择患者体位及医师时钟体位，完成牙周治疗的体位的评估考核（表 3-1-1）。

表 3-1-1　牙周治疗体位的评估考核（共 60 分）

评分标准	评　　分					
	上前牙	下前牙	右下后牙	左下后牙	右上后牙	左上后牙
患者体位（4分）						
时钟体位（4分）						
椅位角度（2分）						
各治疗区域总分						
总评分						

注：患者体位、时钟体位满分为 4 分，椅位角度满分为 2 分；正确为满分，选错不给分。

第二节　牙周探诊的操作实训

教学目的

1. 掌握牙周探诊器械。
2. 掌握牙周探诊力量的正确范围。
3. 掌握牙周探诊顺序。
4. 掌握牙周探诊的贴合与角度。
5. 掌握漫步式探诊动作要领。
6. 熟悉探诊深度测量的基本操作方法。

教学时数

2 课时。

教学内容

1. 学习牙周探诊器械。
2. 探诊力量的控制训练。
3. 学习正确的牙周探诊顺序。
4. 学习牙周探诊正确的贴合与角度。
5. 学习漫步式探诊的基本操作方法。
6. 学习探诊深度测量的基本操作方法。

一、牙周探诊器械

（一）要点讲解

1. 牙周探诊是通过专用的牙周探针了解有无牙周袋或附着丧失，并探测其深度和附着水平。

2. 牙周探诊工具为牙周探针，其工作端为钝头圆柱形，尖端处直径约为 0.5 mm。

3. 牙周探针均以毫米为刻度，每个刻度有 1 mm 或 2～3 mm。

4. 常用的牙周探针包括 UNC‑15 探针、Williams 探针、Michigan-O 探针、Marquis 探针。

（二）操作步骤

1. 通过牙周数字化虚拟仿真培训系统主页面，点击【基础能力训练】（图 3‑2‑1）。

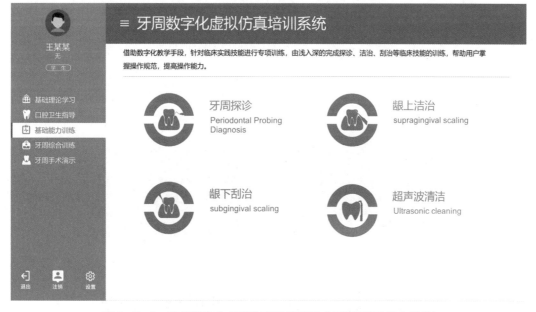

图 3‑2‑1　牙周数字化虚拟仿真培训系统主页面（基础能力训练）

2. 点击【牙周探诊】中【器械认知】模块（图 3‑2‑2）。

（1）点击 UNC‑15 探针模块：UNC‑15 探针每毫米都有黑线刻度，在 5、10、15 mm 处为全黑刻度（图 3‑2‑3）。

（2）点击 Williams 探针模块：Williams 探针刻度为 1、2、3、5、7、8、9、10 mm（图 3‑2‑4）。

（3）点击 Michigan-O 探针模块：Michigan-O 探针刻度为 3、6、8 mm（图 3‑2‑5）。

（4）点击 Marquis 探针模块：Marquis 探针刻度为 3、6、9、12 mm（图 3‑2‑6）。

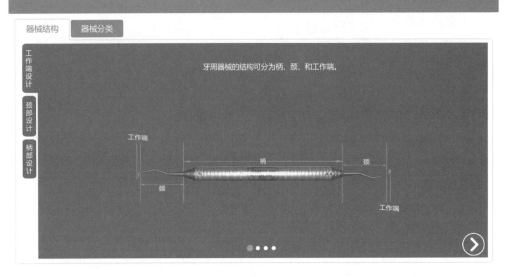

图 3-2-2 【牙周探诊】模块【器械认知】页面

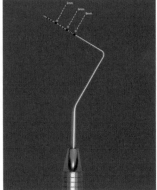

图 3-2-3 UNC-15 探针

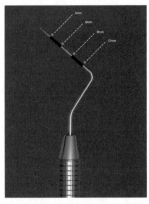

图 3-2-4 Williams 探针

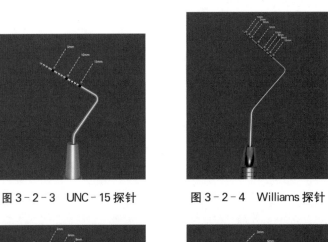

图 3-2-5 Michigan-O 探针

图 3-2-6 Marquis 探针

二、探诊力量的控制训练

（一）要点讲解

1. 探诊的力量要轻，为 20～25 g。

2. 探诊时只有手指或手腕用力。

（二）操作步骤

1. 通过牙周数字化虚拟仿真培训系统主页面，点击【基础能力训练】（图 3-2-1）。

2. 点击【牙周探诊】中【探诊力量】模块，点击【25 g 力】（图 3-2-7）。【25 g 力】模块借助力反馈设备，定量训练手部输出力，为牙周探诊规范化操作奠定基础。当学生控制手柄（模拟牙周探针）尖端去触碰屏幕中桌上的小球，使用的力量范围在 20～25 g 时，小球会由白色变为绿色；若该力量范围能持续保持 3 s，则小球会跳至下一位置。下方刻度条的黄色箭头可实时反馈力度大小。若箭头处在绿色区域，说明探诊力度适中；若箭头处于白色区域，说明探诊力度偏小，需加大力度；若箭头处于红色区域，提示探诊力度偏大（图 3-2-8）。

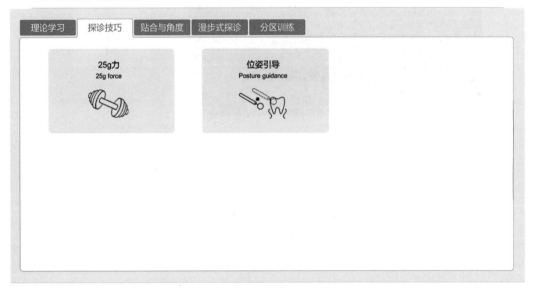

图 3-2-7 【牙周探诊】模块【探诊力量】页面

3. 点击【了解】后，进入 25 g 力量训练（图 3-2-9）。

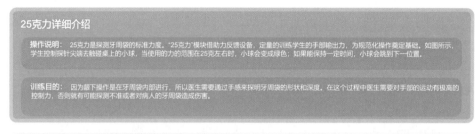

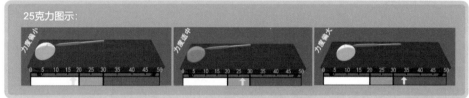

图 3-2-8 【25g力】模块操作说明

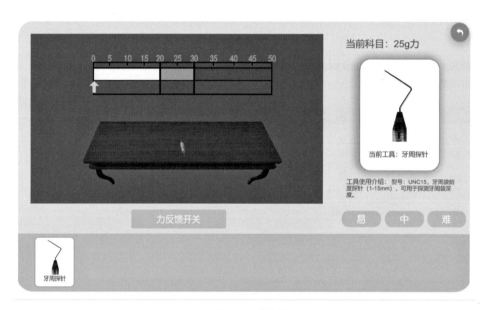

图 3-2-9 【25g力】模块操作界面

三、牙周探诊的顺序

(一) 要点讲解

1. 全口牙周探诊应按一定顺序进行,以防遗漏。

2. 全口牙周探诊的顺序无特殊规定。一般以右上后牙颊侧为起始点,以颊侧远中、颊面、颊侧近中为序依次逐牙探诊;至左上牙颊侧时,探针由颊侧近中、颊面、颊侧远中为序。

后依次探诊左上后牙舌侧至右上后牙舌侧,右下后牙颊侧至左下后牙颊侧,左下后牙舌侧至右下后牙舌侧。

（二）操作步骤

1. 通过牙周数字化虚拟仿真培训系统主页面,点击【基础能力训练】(图 3-2-1)。

2. 点击【牙周探诊】中【理论学习】模块。牙列探诊顺序从右上后牙颊侧远中开始,依次从右至左探诊上颌唇颊面所有位点,而后反折至左上后牙舌侧远中,从左至右探诊上颌舌腭侧所有位点;下颌探诊顺序同上颌(图 3-2-10)。

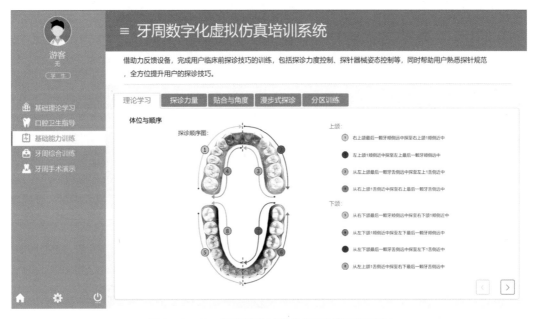

图 3-2-10 【牙周探诊】模块【理论学习】页面 1

四、牙周探诊的贴合和角度

（一）要点讲解

1. 探诊时探针末端(1~2 mm 处)应始终贴合牙面,探诊过程中探针不应离开牙面。

2. 平行探诊:探针探诊时应与牙体表面方向一致,理想的探针与牙齿的关系是两点接触——外形高点和牙周袋底根面。

3. 邻面探诊:探针探诊邻面时,通常在颊面远中线角处沿牙面进入,提拉行走至接触点。由于受到邻面接触区的阻挡,探针末端无法直接探到接触点正下方。因此,探针可紧靠邻面接触点略微倾斜,使其末端位于邻面接触点正下方后,再向根方轻探至龈谷区。

（二）操作步骤

1. 通过牙周数字化虚拟仿真培训系统主页面,点击【基础能力训练】(图 3-2-1)。

2. 点击【牙周探诊】中【贴合与角度】模块,可根据学习目标选择对应牙位及唇颊侧。该模块共设计了 6 个牙位(21、41、17、27、37、47 牙位)的颊(唇)舌侧,基本覆盖上下前后牙颊舌侧常见位点的训练(图 3 - 2 - 11)。选择任一拟探诊牙面。

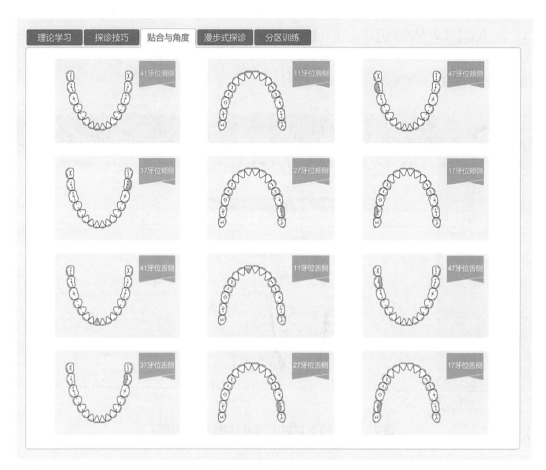

图 3 - 2 - 11 【牙周探诊】模块【贴合与角度】页面

41 牙位唇面示例(图 3 - 2 - 12):探针探诊时,末端(1~2 mm 处)应始终贴合牙面,探针与牙体表面方向一致。探诊邻面时,探针末端保持贴合邻面,沿邻面接触点进行探诊。由于受到邻面接触区的阻挡,探诊末端无法直接探到接触点正下方,随后探针可紧靠邻面接触点略微倾斜,使其末端位于邻面接触点正下方后再轻探结合上皮。探诊上颌磨牙远中面需将探针手柄略偏向颊侧移动。

点击【牙周探诊】工具,如需进行体位调整可根据右侧操作提示选择【体位切换】,点击【力反馈开关】,操作过程中如工具需旋转可选择【工具旋转】,右手操作手柄模拟探针,按照正确的探诊位置和角度探入相应牙位的牙周袋中。当探针放置于正确位置后,手柄将呈现绿色(图 3 - 2 - 13)。

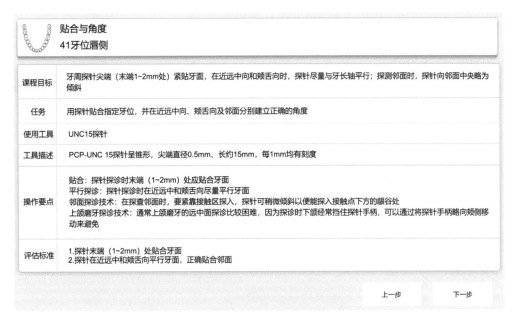

课程目标	牙周探针尖端（末端1~2mm处）紧贴牙面，在近远中向和颊舌向时，探针尽量与牙长轴平行；探测邻面时，探针向邻面中央略为倾斜
任务	用探针贴合指定牙位，并在近远中向、颊舌向及邻面分别建立正确的角度
使用工具	UNC15探针
工具描述	PCP-UNC 15探针呈锥形，尖端直径0.5mm、长约15mm，每1mm均有刻度
操作要点	贴合：探针探诊时末端（1~2mm）处应贴合牙面 平行探诊：探针探诊时在近远中和颊舌向尽量平行牙面 邻面探诊技术：在探查邻面时，要紧靠接触区探入，探针可稍微倾斜以便能探入接触点下方的龈谷处 上颌磨牙探诊技术：通常上颌磨牙的远中面探诊比较困难，因为探诊时下颌经常挡住探针手柄，可以通过将探针手柄略向颊侧移动来避免
评估标准	1.探针末端（1~2mm）处贴合牙面 2.探针在近远中和颊舌向平行牙面，正确贴合邻面

图 3-2-12　【贴合与角度】模块操作说明示意图

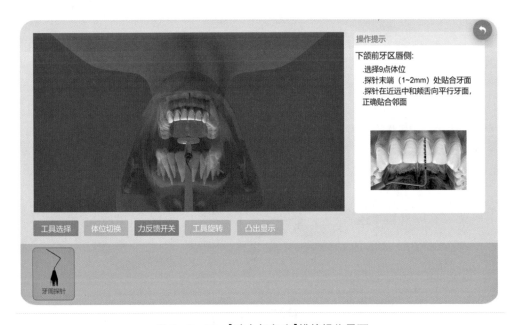

图 3-2-13　【贴合与角度】模块操作界面

注：正确位点以绿色工具表示，错误位点则工具不显色或显示红色。

五、漫步式探诊

（一）要点讲解

1. 漫步式连续探诊法是一种环绕牙齿周围龈沟或牙周袋进行的全面探查方法，它要求对每颗需要探诊的牙齿的所有面进行连续的检查。

2. 以提插方式移动探针轻触袋底,上下移动幅度为 1～2 mm。

3. 连续探诊间距:以 1 mm 为单位,围绕每颗牙每个牙面进行连续探诊。

4. 探诊时,探针在龈沟或牙周袋底内轻触袋底,探针探入后其工作尖端 1～2 mm 处在探诊过程中始终紧贴牙面。

5. 在探诊过程中,探针尖端始终位于龈沟内。

6. 探诊力度应在 20～25 g。

(二) 操作步骤

1. 通过牙周数字化虚拟仿真培训系统主页面,点击【基础能力训练】(图 3-2-1)。

2. 点击【牙周探诊】中【漫步式探诊】模块,可根据学习目标选择对应牙位及唇颊侧。该模块共设计了 6 个牙位(21、41、17、27、37、47 牙位)的颊(唇)舌侧,基本覆盖上下前后牙颊舌侧常见位点的训练(图 3-2-14)。选择任一拟探诊牙面。

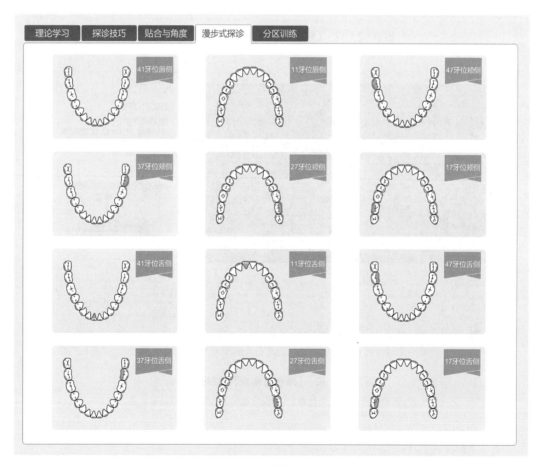

图 3-2-14 【牙周探诊】模块【漫步式探诊】页面

　　41 牙位唇面示例(图 3 - 2 - 15):在探诊过程中工作端 1～2 mm 始终紧贴牙面,探针到达牙周袋底,连续移动单位为 1 mm,探诊过程中探针尖端始终位于龈沟内,探诊力量为 20～25 g。

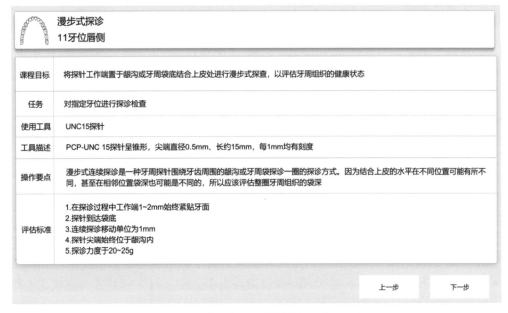

图 3 - 2 - 15　【漫步式探诊】模块操作说明示意图

　　选择【牙周探诊】工具,根据右侧操作提示进行【体位切换】,点击【力反馈开关】。操作过程中可根据需求进行【工具旋转】,取出右侧手柄模拟牙周探针,将探针按照正确的位置角度探入指定牙位的牙周袋中,用 20～25 g 力对该牙位牙周袋进行漫步式探诊(图 3 - 2 - 16)。

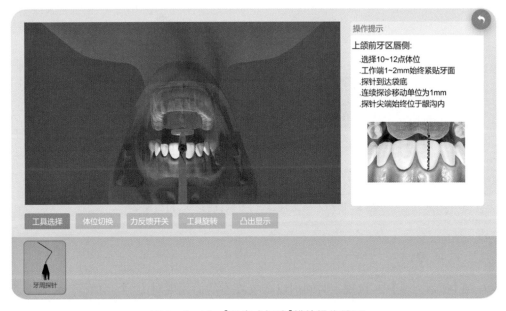

图 3 - 2 - 16　【漫步式探诊】模块操作界面

六、探诊深度测量

（一）要点讲解

探诊深度是用探针测量牙龈边缘到龈沟底或牙周袋底的距离，以毫米为单位。

1. 每颗牙需记录 6 个位点，包括远中颊侧、正中颊侧、近中颊侧、远中舌侧、正中舌侧、近中舌侧。

2. 1 个位点 1 个读数：每个位点只记录最深的探诊读数。如远中颊侧探诊深度为 2～6 mm，则记录为远中颊侧位点为 6 mm。

3. 探诊深度取整记录：记录时需要取整，如探诊 3.5 mm 需记录为 4 mm。

4. 探诊深度记录于牙周检查表。

（二）操作步骤

1. 通过牙周数字化虚拟仿真培训系统主页面，点击【基础能力训练】（图 3-2-1）。

2. 点击【牙周探诊】模块中【理论学习】按钮，进行探诊深度测量的理论学习（图 3-2-17～图 3-2-19）。其中探诊深度的定义及记录的文字内容见本节讲解要点。临床上使用牙周检查表记录探诊深度。绝大部分牙周检查表会分成 2 行 3 排共 6 个格代表 6 个位点来记录每颗牙的探诊深度。

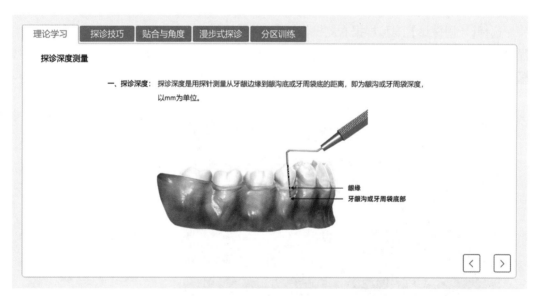

图 3-2-17 【牙周探诊】模块【理论学习】页面 2

七、评估考核

1. 在【探诊力量】中，在规定时间内以 25 g 左右的力完成对 10 个点的探查。每个点满分为 2 分，评分标准如下。

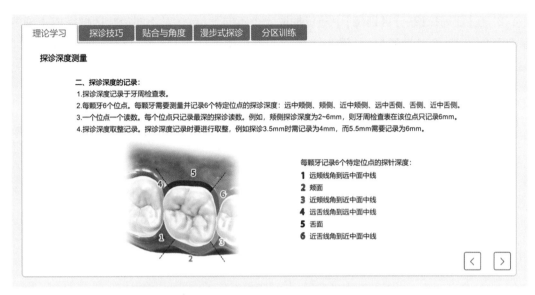

图 3-2-18 【牙周探诊】模块【理论学习】页面 3

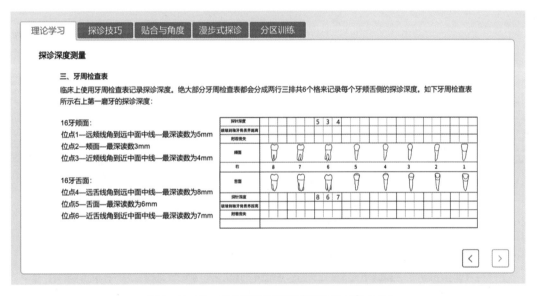

图 3-2-19 【牙周探诊】模块【理论学习】页面 4

（1）2 分：可在 5 s 内将力控制在 20～25 g 区间范围，并保持 3 s 以上。

（2）1 分：满足以下 1 项或 1 项以上。①超过 5 s 但在 6～10 s 内将力控制在 20～25 g 区间范围，并保持 3 s 以上；②可在 5 s 内将力控制在 20～25 g 区间范围，但无法保持 3 s 以上。

（3）0 分：满足以下 1 项或 1 项以上。①大于 25 g 力范围的时间超过 3 s；②超过 10 s 方可将力控制在 20～25 g 区间范围；③可在 6～10 s 内将力控制在 20～25 g 区间范围，但无法保持 3 s 以上。

2. 在【牙周探诊-分区训练】中随机抽取 4 个不同牙位,针对不同治疗区域完成正确的贴合及角度、探诊力量的控制、漫步式探诊和探诊深度的测量(图 3 - 2 - 20～图 3 - 2 - 23),评定完成正确率(表 3 - 2 - 1)。每个点满分为 20 分,评分标准如下。

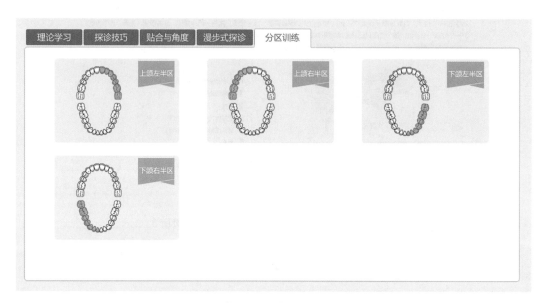

图 3 - 2 - 20　【牙周探诊】模块【分区训练】页面

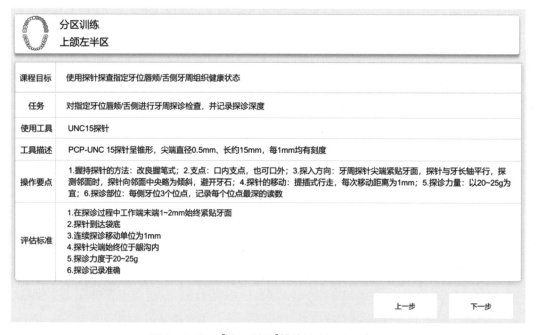

图 3 - 2 - 21　【分区训练】模块操作说明示意图

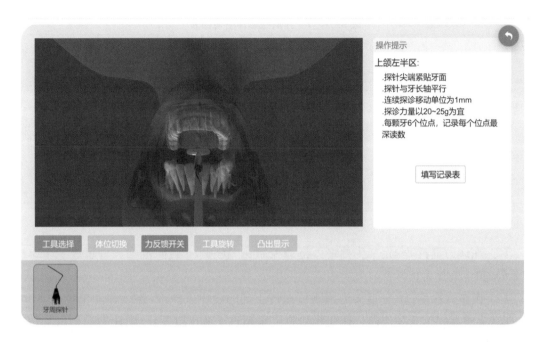

图 3-2-22 【分区训练】模块操作界面

牙周检查记录表

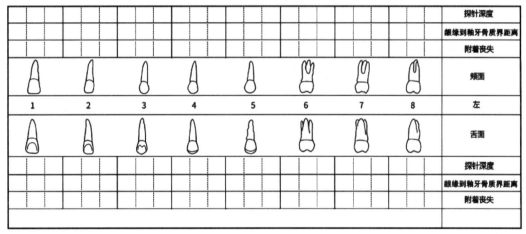

检查者姓名：　　　　　　　　　　记录者姓名：

图 3-2-23 牙周检查记录表

（1）贴合与角度。①20 分：15 s 内可达到正确的贴合与角度，并保持 3 s 以上。②10 分：15~30 s 内可达到正确的贴合与角度，并保持 3 s 以上。③0 分：超过 30 s 方可达到正确的贴合与角度。

表 3-2-1　牙周探诊评估考核表

评分标准	评 分			
	一	二	三	四
贴合和角度(20分)				
探诊力量(20分)				
漫步式探诊(20分)				
探诊深度测量(20分)				
各区域评分				

注:评分=(各区域评分之和)/4=＿＿＿分。

　　(2) 探诊力量:20分定义为始终可将力控制在 20～25 g 区间范围。每超过 25 g 1 次扣 5 分,扣至 0 分为止。

　　(3) 漫步式探诊:20分定义为始终可保持正确的漫步式探诊,连续移动单位在 1 mm 内,探针尖端始终位于龈沟内。连续移动单位每超过 1 mm 扣 2 分,探针尖端移出龈沟内每次扣 2 分。

　　(4) 探诊深度测量:20分定义为所有牙位最深读数均正确。每错一个读数扣 5 分,扣至 0 分为止。

第三节　龈上洁治的操作实训

教学目的

1. 学会识别和使用龈上洁治器械。
2. 掌握正确的龈上洁治器的握持方法和操作时的支点定位。
3. 了解龈上洁治器的正确贴合和放置角度。
4. 掌握使用龈上洁治器有效去除牙石的操作要点。

教学时数

2 课时。

教学内容

1. 龈上洁治的器械选择。
2. 龈上洁治器的正确握持方式和龈上洁治的支点。
3. 龈上洁治器的贴合与角度。
4. 龈上洁治的操作。

一、龈上洁治的器械选择

(一) 要点讲解

1. 龈上洁治器由柄、颈和工作端组成。

2. 龈上洁治器可以根据其工作端的形状分为镰形洁治器和锄形洁治器。

3. 镰形洁治器基本特征：工作端的断面为倒三角形，由内面（face）和 2 个侧面（lateral surface）构成；内面与侧面的交界处被修磨成锐利的 2 个切割刃（cutting edge）；顶端呈尖形。

4. 前牙镰形洁治器可分为直角镰形洁治器和大弯镰刀形洁治器，其工作端、颈、柄在同一平面上；直角镰形洁治器其工作端与柄呈直角，主要用于前牙邻面牙石去除；大弯镰刀形洁治器其工作端与柄呈直线，主要用于前牙唇、舌面大块牙石去除，还可用于后牙洁治。

5. 后牙镰形洁治器的工作端呈弯镰刀形，左右成对，其颈部形成一定角度，使工作端适应后牙外形。因其形似牛角，也称牛角形洁治器。

6. 锄形洁治器：左右成对，为线形单侧刃；多用于去除颊舌面的牙石和色素。

(二) 操作步骤

1. 通过牙周数字化虚拟仿真培训系统主页面，点击【基础理论学习】中的【器械分类】（图 3 - 3 - 1）。

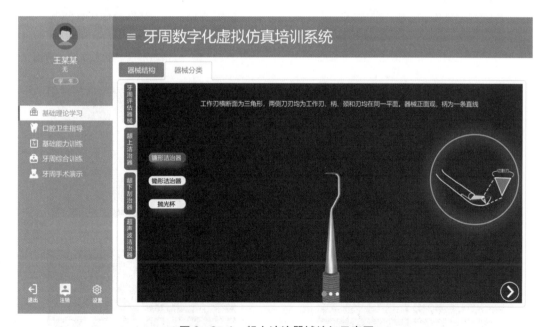

图 3 - 3 - 1　龈上洁治器械认知示意图

2. 点击【龈上洁治器】，进行器械认知的学习。

（1）点击【锄型洁治器】模块：锄型洁治器左右成对，为线形单侧刃（图 3 - 3 - 2 和图 3 - 3 - 3）。

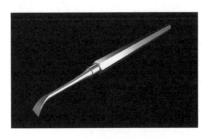

图 3-3-2　锄型洁治器

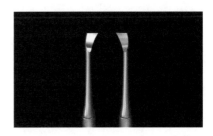

图 3-3-3　锄型洁治器左右成对示意图

（2）点击【镰形洁治器】模块：直角镰形洁治器其工作端与柄呈直角，主要用于前牙邻面牙石去除（图 3-3-4 和图 3-3-5）。大弯镰刀形洁治器的工作端与柄呈直线，主要用于前牙唇、舌面大块牙石去除，还可用于后牙洁治（图 3-3-6 和图 3-3-7）。后牙镰形洁治器的工作端呈弯镰刀形，左右成对，其颈部形成一定角度，使工作端适应后牙外形。因其形似牛角，也称牛角形洁治器（图 3-3-8～图 3-3-11）。

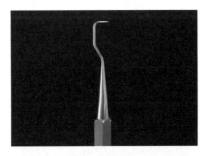

图 3-3-4　直角镰形洁治器整体观

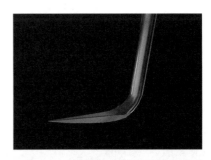

图 3-3-5　直角镰形洁治器工作端示意图

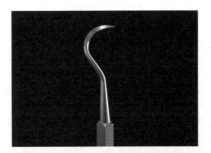

图 3-3-6　大弯镰形洁治器整体观

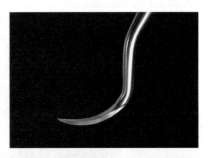

图 3-3-7　大弯镰形洁治器工作端示意图

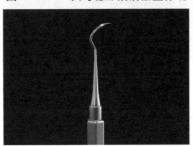

图 3-3-8　后牙镰形洁治器 1 整体观

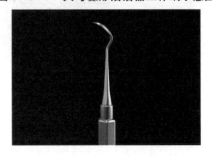

图 3-3-9　后牙镰形洁治器 2 整体观

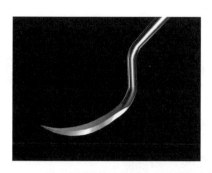

图 3-3-10　后牙镰形洁治器 1 工作端示意图

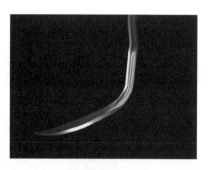

图 3-3-11　后牙镰形洁治器 2 工作端示意图

3. 根据具体牙位及其唇(颊)舌侧选择正确的器械。选择 41 牙位唇侧邻面,界面提示选择直角镰形洁治器(图 3-3-12)。选择 21 牙位唇侧邻面,界面提示选择直角镰形洁治器(图 3-3-13)。选择 46 牙位颊侧,界面提示选择后牙镰形洁治器 1(图 3-3-14)。选择 36 牙位颊侧,界面提示选择后牙镰形洁治器 2(图 3-3-15)。选择 26 牙位颊侧,界面提示选择后牙镰形洁治器 1(图 3-3-16)。选择 16 牙位颊侧,界面提示选择后牙镰形洁治器 2(图 3-3-17)。选择 41 牙位舌面,界面提示选择大弯镰形刮治器(图 3-3-18)。选择 21 牙位舌面,界面提示选择大弯镰形刮治器(图 3-3-19)。选择 46 牙位舌侧,界面提示选择后牙镰形刮治器 2(图 3-3-20)。选择 36 牙位舌侧,界面提示选择后牙镰形刮治器 1(图 3-3-21)。选择 26 牙位舌侧,界面提示选择后牙镰形刮治器 2(图 3-3-22)。选择 16 牙位舌侧,界面提示选择后牙镰形刮治器 1(图 3-3-23)。

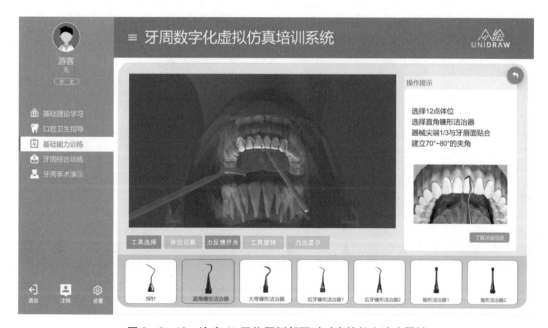

图 3-3-12　治疗 41 牙位唇侧邻面时对应的龈上洁治器械

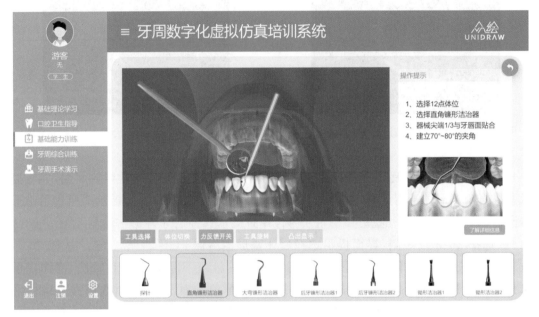

图 3-3-13　治疗 21 牙位唇侧邻面时对应的龈上洁治器械

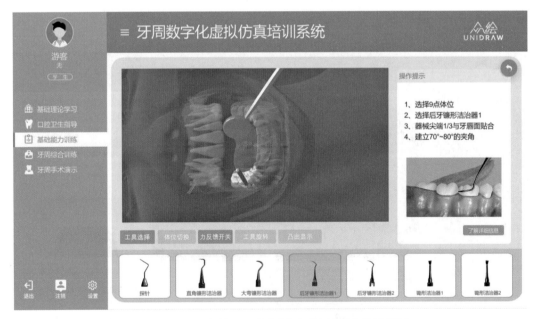

图 3-3-14　治疗 46 牙位颊侧时对应的龈上洁治器械

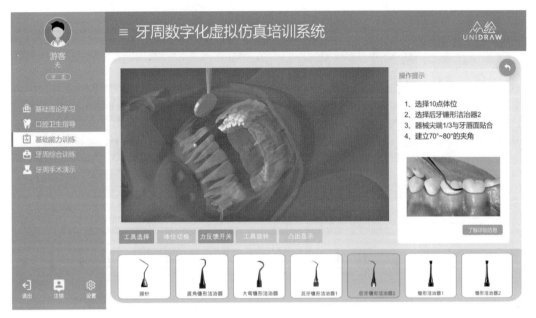

图 3-3-15　治疗 36 牙位颊侧时对应的龈上洁治器械

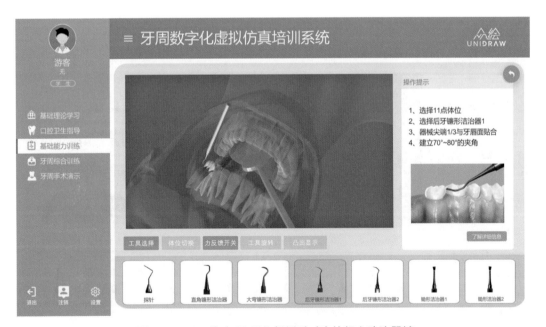

图 3-3-16　治疗 26 牙位颊侧时对应的龈上洁治器械

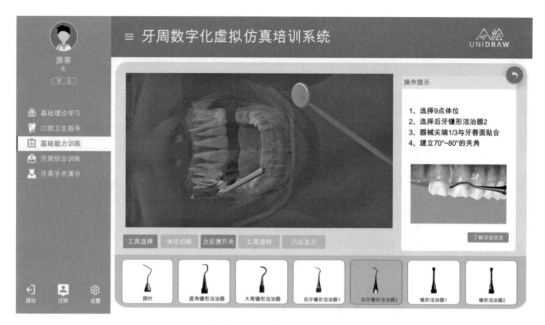

图 3-3-17　治疗 16 牙位颊侧时对应的龈上洁治器械

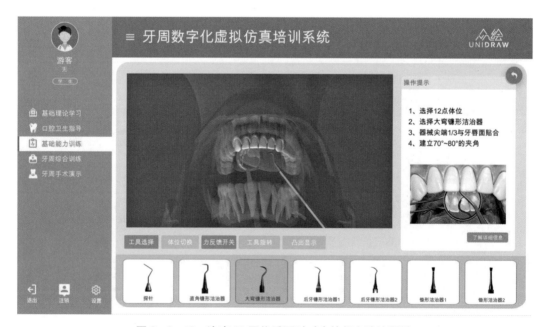

图 3-3-18　治疗 41 牙位舌面时对应的龈上洁治器械

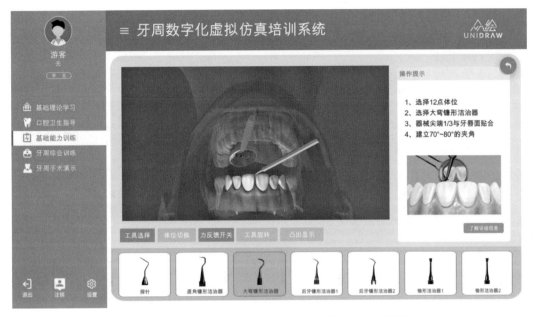

图 3-3-19　治疗 21 牙位舌面时对应的龈上洁治器械

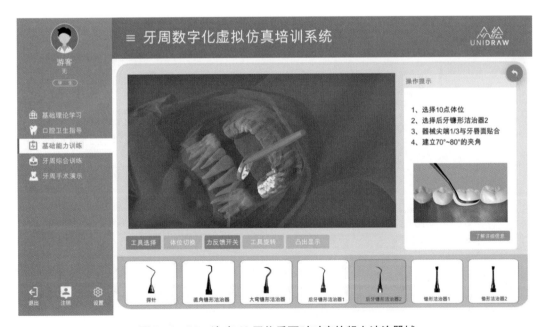

图 3-3-20　治疗 46 牙位舌面时对应的龈上洁治器械

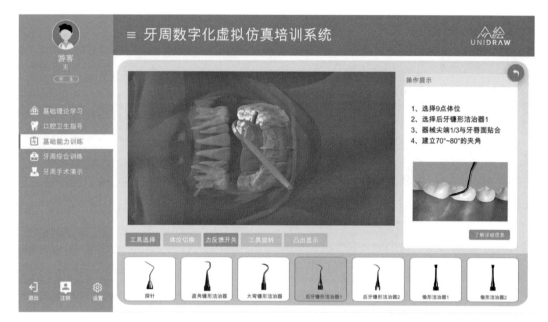

图 3-3-21　治疗 36 牙位舌面时对应的龈上洁治器械

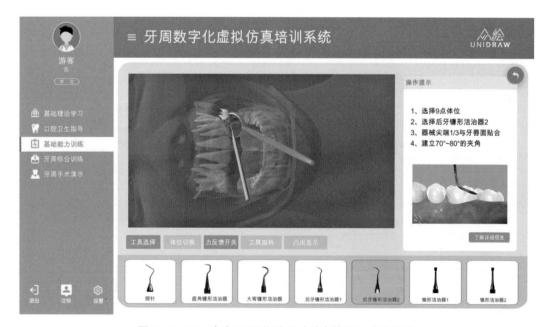

图 3-3-22　治疗 26 牙位舌面时对应的龈上洁治器械

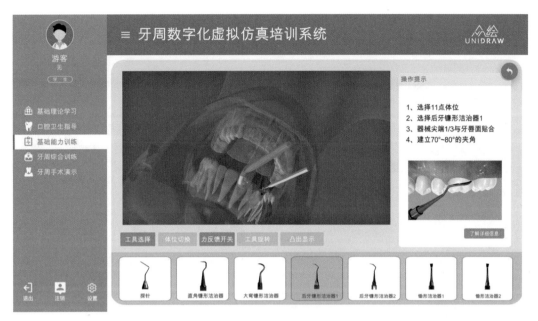

图 3 - 3 - 23   治疗 16 牙位舌面时对应的龈上洁治器械

二、龈上洁治器握持手法和支点介绍

(一) 要点讲解

1. 以改良握笔法握持龈上洁治器。将洁治器的颈部紧贴中指腹(而不是中指的侧面),示指弯曲位于中指上方,握持器械柄部,拇指腹紧贴柄的另一侧,并位于中指和示指指端之间约 1/2 处。这样由拇指、示指和中指三指构成一个三角形力点,有利于稳固地握持器械,并能灵活转动器械的角度。

2. 支点介绍。以中指与无名指(又称环指)贴紧一起共同作支点,或以中指作支点。将指腹放在邻近牙齿上,支点位置应尽量靠近被洁治的牙齿,并随洁治部位的变动而移动。这是常规的口内支点。学生练习时,主要练习这种支点。除上述支点外,口内支点还有同颌对侧支点、对颌牙支点、指-指支点。指-指支点是将左手的示指或拇指伸入口内,供右手中指和无名指做支点。还可采用口外支点,此时应尽量采用多个手指的指腹或指背靠在面部,以增加稳定性。

(二) 操作步骤

1. 通过牙周数字化虚拟仿真培训系统主页面,点击【基础能力训练】(图 3 - 2 - 1)中的【龈上洁治】菜单。

2. 点击【握持手法】进行握持手法的理论学习(图 3 - 3 - 24)。改良握笔法:拇指及示指握住器械手柄,中指顶住工作杆,无名指作为手和器械的支点顶住其他手指的指尖。将洁治器的颈部紧贴中指腹(而不是中指的侧面),示指弯曲位于中指上方,握持器械柄部,拇指腹紧贴柄的另一侧,并位于中指和示指指端之间约 1/2 处。这样由拇指、示指和中指三指构成一个三角形力点,有利于稳固地握持器械,并能灵活转动器械的角度(图 3 - 3 - 25)。

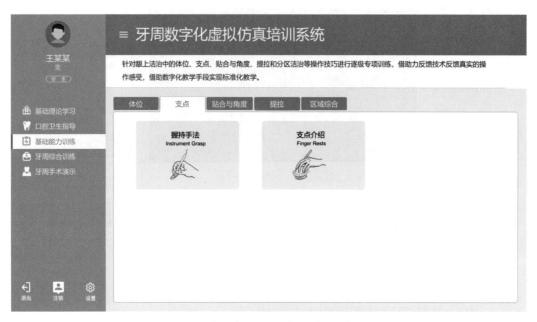

图 3 - 3 - 24　【龈上洁治】模块【支点】界面

改良握笔法——作为推荐的牙周器械握持方法,改良握笔法可以在获得较大的器械工作范围的同时,精准地控制工作端并有良好的手感。

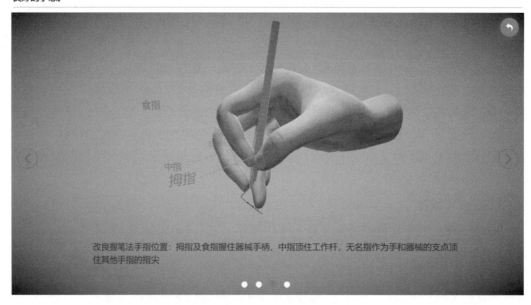

图 3 - 3 - 25　改良握笔法手指位置示意图

3. 点击【支点介绍】进行支点的理论学习。以中指与无名指贴紧一起作为共同支点，或以中指作为支点。将指腹放在邻近牙齿上，支点位置应尽量靠近被洁治的牙齿，并随洁治部位的变动而移动。这是常规的口内支点(图 3-3-26)。学生练习时，主要练习这种支点。除上述支点外，口内支点还有同颌对侧支点、对颌牙支点、指-指支点。指-指支点是将左手的示指或拇指深入口内，供右手中指和无名指做支点(图 3-3-27)。此时，应尽量采用多个手指的指腹或指背靠在面部，以增加稳定性。

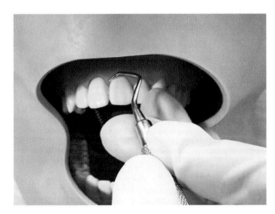
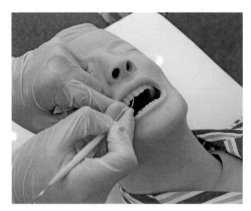

图 3-3-26　常规口内支点　　　　　　　图 3-3-27　指-指支点

三、龈上洁治器的贴合和角度

(一) 要点讲解

1. 将龈上洁治器尖端 1～2 mm 的工作刃紧贴牙面，放在牙石的根方。

2. 洁治器内面与牙面应成 45°～90°角，以 70°～80°角为宜。

3. 注意紧贴牙面的是工作刃的尖端，而不是工作刃的中部，这样才能避免损伤牙龈。

(二) 操作步骤

1. 通过牙周数字化虚拟仿真培训系统主页面，点击【基础能力训练】(图 3-2-1)中的【龈上洁治】。

2. 点击【贴合与角度】，可根据学习目标选择对应牙位及唇颊侧(图 3-3-28)。

该模块共设计了 6 个牙位(21、41、17、27、37、47 牙位)的颊(唇)舌侧，基本覆盖上下前后牙颊舌侧常见位点的训练。选择任一拟洁治牙面。

41 牙位唇面示例：将龈上洁治器尖端 1～2 mm 的工作刃紧贴牙面，放在牙石的根方，洁治器面与牙面应成 45°～90°角，以 70°～80°角为宜。注意紧贴牙面的是工作刃的尖端，而不是工作刃的中部(图 3-3-29)。

在全口腔场景(脸颊可显示/隐藏)中，通过方向键旋转场景至适宜操作界面。"↑ ↓"为上下旋转，"← →"为左右旋转。选择正确的体位和龈上洁治器械，同时打开力反馈开关，

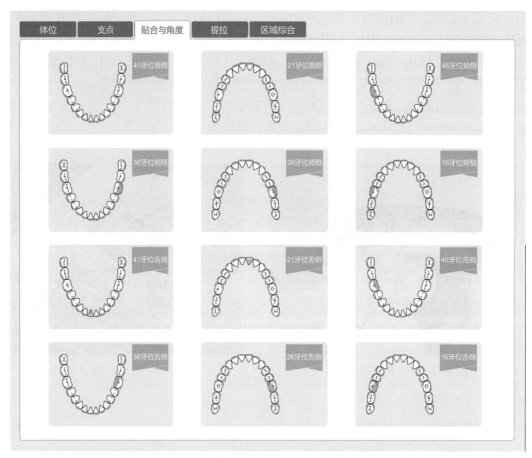

图 3-3-28 【龈上洁治】模块【贴合与角度】页面

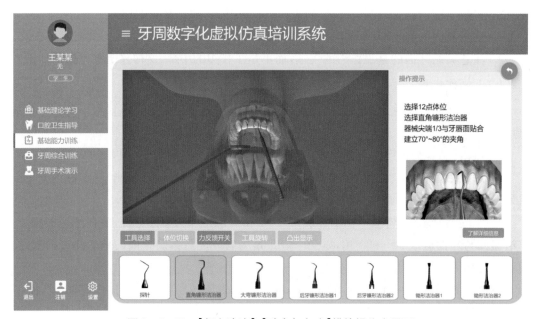

图 3-3-29 【龈上洁治】-【贴合与角度】模块操作主界面

右手操作手柄模拟龈上器械,按照正确的角度贴合牙石所在牙面,同时建立 70°～80°夹角(图 3-3-30)。在左侧操作窗口中亦可直视牙石相应位置。正确位点以绿色工具表示,错误位点则工具不显色或显示红色提示错误(图 3-3-31)。

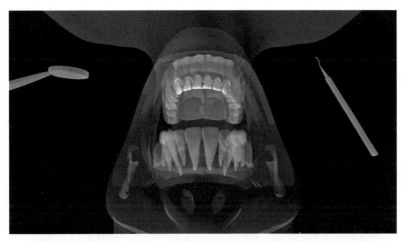

图 3-3-30 【龈上洁治】-【贴合与角度】模块全口腔场景操作界面

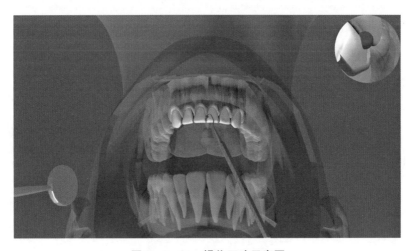

图 3-3-31 操作正确示意图

四、龈上洁治器械提拉去除牙石

(一) 要点讲解

1. 握紧器械,向牙面施加往牙体中心的侧向压力(中至重度),再通过前臂和腕部的上下移动或转动发力,力通过手部以支点为中心转动而传至器械,从而将牙石整体向冠方刮除。

2. 避免层层刮削牙石。

3. 用力的方向一般是向冠方,也可以是斜向或水平方向。

4. 用力方式主要是前臂-腕部转动发力。

5. 单纯用指力来拉动工作刃,动作比较精细易于控制,但易使指部肌肉疲劳不能持久,一般只用于轴角处或窄根的唇舌面。

6. 必要时可辅助使用推力。

(二) 操作步骤

1. 通过牙周数字化虚拟仿真培训系统主页面,点击【基础能力训练】(图 3-2-1)中的【龈上洁治】。

2. 点击【提拉】模块(图 3-3-32)。

针对龈上洁治中的体位、支点、贴合与角度、提拉和分区洁治等操作技巧进行逐级专项训练,借助力反馈技术反馈真实的操作感受,借助数字化教学手段实现标准化教学。

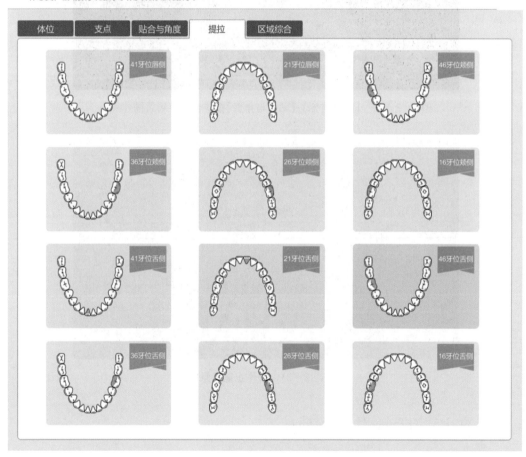

图 3-3-32 【龈上洁治】模块【提拉】页面

该模块共设计了 6 个牙位(21、41、17、27、37、47 牙位)的颊(唇)舌侧,基本覆盖上下前后牙颊舌侧常见位点的训练。选择任一拟洁治牙面。

41 牙位舌面示例如图 3-3-33 所示。

在全口腔场景(脸颊可显示/隐藏)中,通过方向键旋转场景至适宜操作界面。"↑↓"

为上下旋转,"← →"为左右旋转。选择正确的体位和龈上洁治器械,同时打开力反馈开关,右手操作手柄操作模拟洁治器械,调整至正确角度,使用正确的提拉去除牙石。舌侧牙石可通过口镜【左侧手柄】进行观察。

去除操作错误时牙石不会去除。错误操作定义为两类:一类为去除牙石的方向不对(正确方向为刃面垂直朝上);另一类为去除牙石施加的力非爆发力。

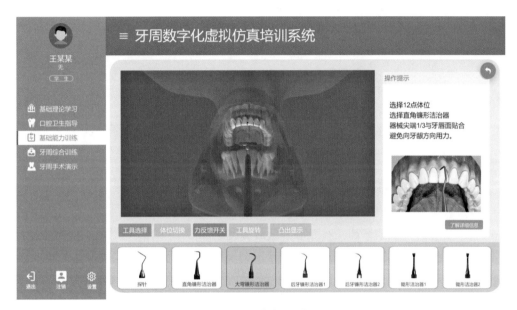

图 3 - 3 - 33　【龈上洁治】-【提拉】模块操作主界面

五、评估考核

在【综合训练】中随机抽取 4 个不同牙位,针对不同治疗区域完成正确的贴合及角度、提拉去除牙石和器械的选择,评定完成正确率(表 3 - 3 - 1),满分 100 分。

表 3 - 3 - 1　龈上洁治评估考核

评分标准	评　　分			
	第一组	第二组	第三组	第四组
贴合和角度(40 分)				
提拉(40 分)				
器械选择(20 分)				
总评分				

注:评分=(四组牙分数总计)/4=_____分。

1. 贴合与角度:评分标准如下。

(1) 40 分:15 s 内可达到正确的贴合与角度,并保持 3 s 以上。

（2）20分：15～30 s内可达到正确的贴合与角度，并保持3 s以上。

（3）0分：超过30 s方可达到正确的贴合与角度。

2. 提拉：评分标准如下。

（1）40分：10 s内可完成正确的提拉动作去除牙石。

（2）20分：10～20 s内可完成正确的提拉动作去除牙石。

（3）0分：超过20 s方可完成正确的提拉动作去除牙石。

3. 器械选择：选择正确得20分，选择错误不得分。

第四节 龈下刮治的操作实训

教学 目的

1. 学会识别和使用龈下刮治器械。

2. 掌握正确的龈下刮治器的握持方法和操作时的支点定位。

3. 了解龈下刮治器的正确贴合和放置角度。

4. 掌握使用龈下刮治器有效去除牙石的操作要点。

教学 时数

2课时。

教学 内容

1. 龈下刮治器械选择。

2. 龈下刮治器的正确握持方式和龈下刮治的支点。

3. 龈下刮治器的贴合与角度。

4. 龈下刮治的操作。

一、龈下刮治的器械选择

（一）要点讲解

1. 常用龈下刮治器（匙形刮治器）基本特征：工作端为匙形，工作刃位于工作端的一侧或两侧，顶端为圆形。断面为半圆形，底部呈圆滑的凸面，底部侧边与工作内面相交形成工作刃。

2. 通用型刮治器的特点：

（1）刮治器有2个工作刃均可使用；每一个刃缘可用于多数区域的根面；工作端只在一个方向弯曲，即从顶端至工作端起始处有弯曲；工作面与后方的颈部成90°角，即从顶端方向观看，工作面与颈部成90°角。

（2）适用于前牙的刮治器：颈部弯度较小，利于进入前牙的牙周袋。

（3）适用于前磨牙的刮治器：颈部有一定的弯度。

（4）适用于磨牙的刮治器：颈部的弯度更大，呈半圆形。

3. 专用型刮治器（以设计者 Gracey 命名）的特点：

（1）区域专用：每支刮治器只适用于一个或数个特定的部位和牙面，Gracey 5/6 号用于前牙，7/8 号用于后牙的颊面和舌面，11/12 号用于后牙近中面，13/14 号用于后牙远中面。

（2）工作面与颈部呈偏斜角度：即从顶端方向观看，工作面与颈部成 70°角，这种角度使得工作端进入龈下刮治时，当颈部与牙长轴平行时，工作面即与牙面成最佳的角度，能有效地刮除牙石。

（3）工作端有 2 个方向弯曲：从起始部向顶部的弯曲及向一侧方的弯曲，使工作端与牙面贴合得更好。

（4）工作端只有 1 个刃是工作刃：虽工作端由 2 个刃组成，但只有较长的且弯曲较大的个刃才是工作刃，即靠外侧、远离柄的 1 个刃是工作刃。

（二）操作步骤

1. 通过牙周数字化虚拟仿真培训系统主页面，点击【基础理论学习】中的【器械分类】（图 3－3－1）。

2. 选择【龈下刮治器】，进行器械认知的学习。所有可供选择的器械中，包括牙周探针及 8 种 Gracey 刮治器（图 3－4－1～图 3－4－17）。

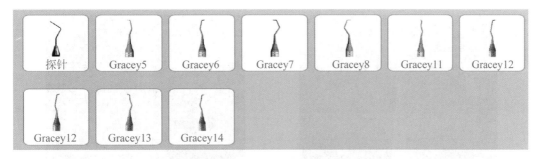

图 3－4－1　龈下刮治器系列示意图

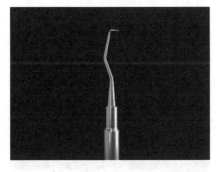

图 3－4－2　Gracey 5 号刮治器整体观

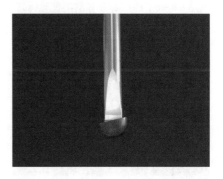

图 3－4－3　Gracey 5 号刮治器工作端

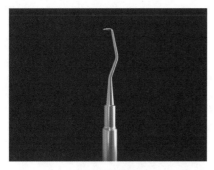

图 3 - 4 - 4　Gracey 6 号刮治器整体观

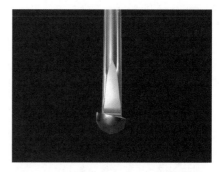

图 3 - 4 - 5　Gracey 6 号刮治器工作端

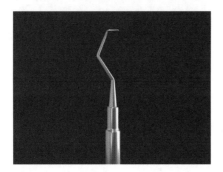

图 3 - 4 - 6　Gracey 7 号刮治器整体观

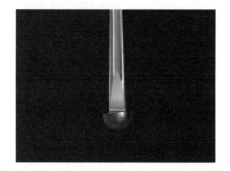

图 3 - 4 - 7　Gracey 7 号刮治器工作端

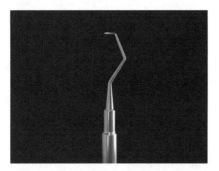

图 3 - 4 - 8　Gracey 8 号刮治器整体观

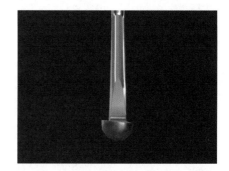

图 3 - 4 - 9　Gracey 8 号刮治器工作端

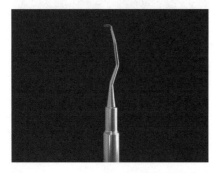

图 3 - 4 - 10　Gracey 11 号刮治器整体观

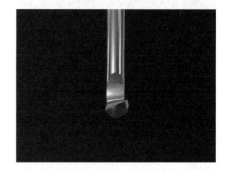

图 3 - 4 - 11　Gracey 11 号刮治器工作端

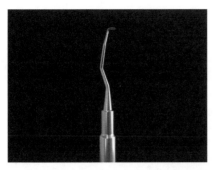

图 3 - 4 - 12　Gracey 12 号刮治器整体观

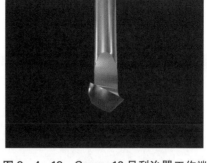

图 3 - 4 - 13　Gracey 12 号刮治器工作端

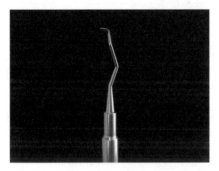

图 3 - 4 - 14　Gracey 13 号刮治器整体观

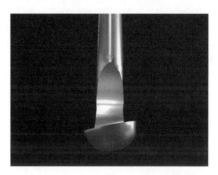

图 3 - 4 - 15　Gracey 13 号刮治器工作端

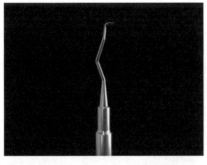

图 3 - 4 - 16　Gracey 14 号刮治器整体观

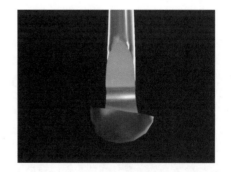

图 3 - 4 - 17　Gracey 14 号刮治器工作端

3. 根据具体牙位及其唇(颊)舌侧选择正确的器械。选择 41 牙位唇侧,界面提示选择 Gracey 6 刮治器(图 3 - 4 - 18)。选择 21 牙位唇侧,界面提示选择 Gracey 5 刮治器(图 3 - 4 - 19)。选择 46 牙位颊侧远中,界面提示选择 Gracey 14 刮治器(图 3 - 4 - 20)。选择 36 牙位颊侧远中,界面提示选择 Gracey 13 刮治器(图 3 - 4 - 21)。选择 26 牙位颊侧远中,界面提示选择 Gracey 14 刮治器(图 3 - 4 - 22)。选择 16 牙位颊侧远中,界面提示选择 Gracey 13 刮治器(图 3 - 4 - 23)。选择 41 牙位舌侧,界面提示选择 Gracey 5 刮治器(图 3 - 4 - 24)。选择 21 牙位舌侧,界面提示选择 Gracey 6 刮治器(图 3 - 4 - 25)。选择 46 牙位舌侧远中,界面提示选择 Gracey 13 刮治器(图 3 - 4 - 26)。选择 36 牙位舌侧远中,界面提示选择 Gracey 14 刮治器(图 3 - 4 - 27)。选择 26 牙位舌侧远中,界面提示选择 Gracey

13刮治器(图3-4-28)。

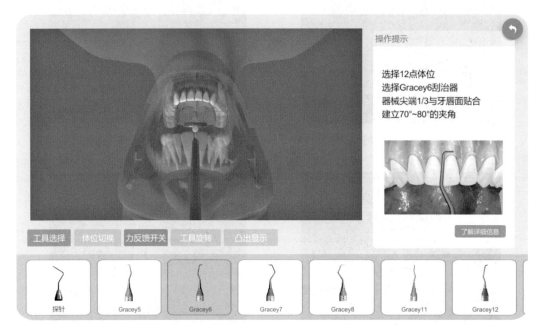

图3-4-18　治疗41牙位唇侧时对应的龈下刮治器械

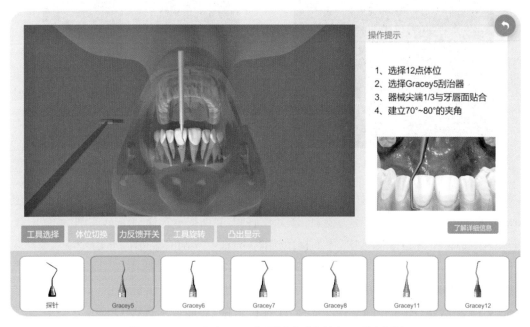

图3-4-19　治疗21牙位唇侧时对应的龈下刮治器械

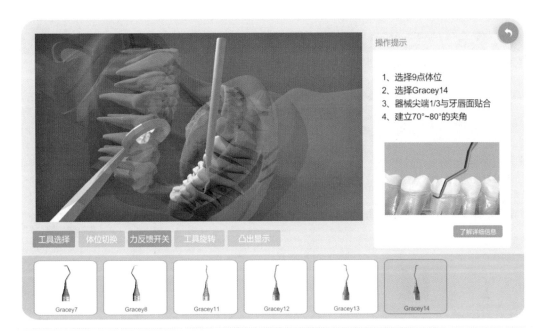

图 3‑4‑20 治疗 46 牙位颊侧远中时对应的龈下刮治器械

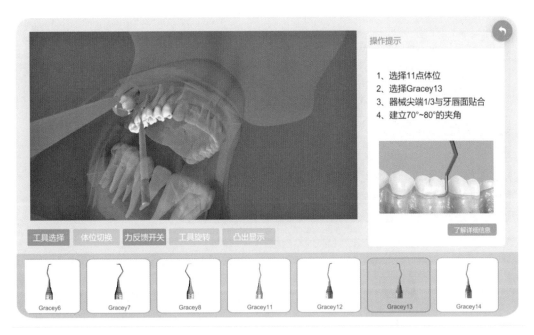

图 3‑4‑21 治疗 36 牙位颊侧远中时对应的龈下刮治器械

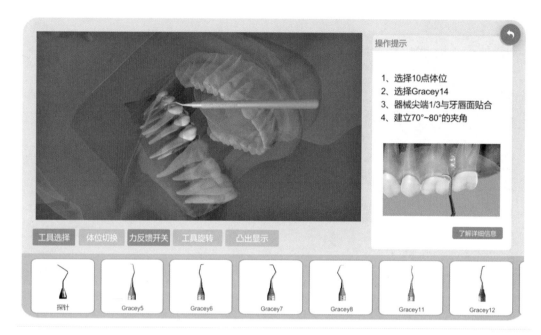

图 3 - 4 - 22　治疗 26 牙位颊侧远中时对应的龈下刮治器械

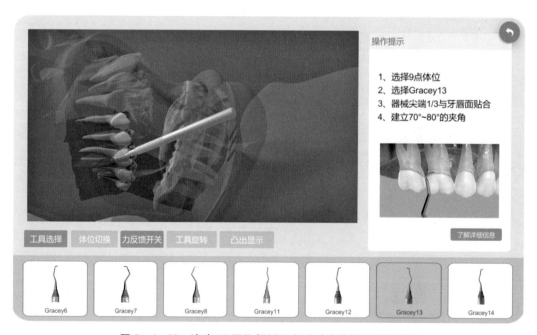

图 3 - 4 - 23　治疗 16 牙位颊侧远中时对应的龈下刮治器械

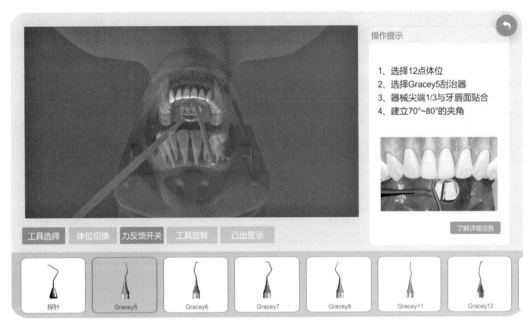

图 3‑4‑24 治疗 41 牙位舌侧时对应的龈下刮治器械

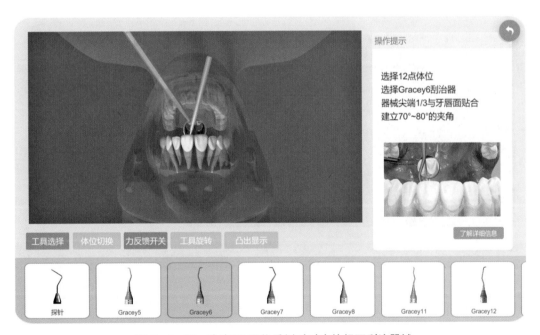

图 3‑4‑25 治疗 21 牙位舌侧时对应的龈下刮治器械

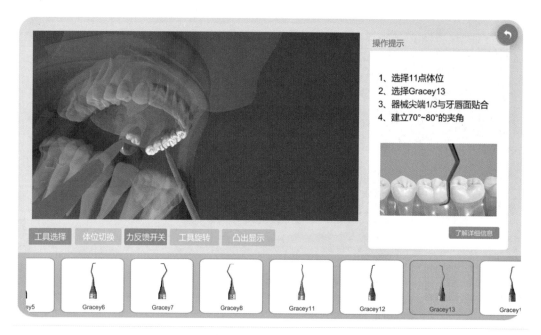

图 3-4-26　治疗 46 牙位舌侧远中时对应的龈下刮治器械

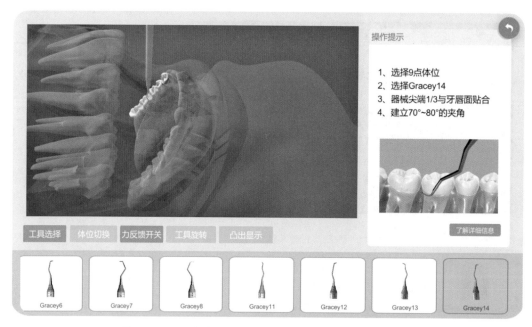

图 3-4-27　治疗 36 牙位舌侧远中时对应的龈下刮治器械

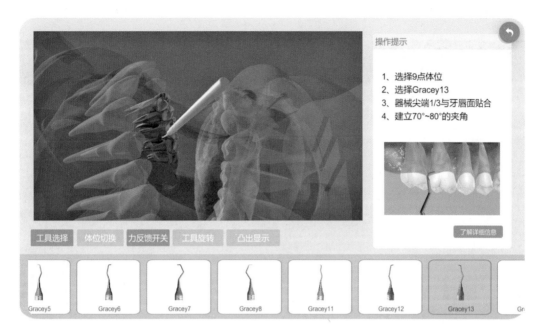

图 3‑4‑28 治疗 26 牙位舌侧远中时对应的龈下刮治器械

二、龈下刮治器握持手法和支点介绍

(一) 要点讲解

1. 以改良握笔法握持龈上洁治器。将洁治器的颈部紧贴中指腹(而不是中指的侧面),示指弯曲位于中指上方,握持器械柄部,拇指腹紧贴柄的另一侧,并位于中指和示指指端之间约 1/2 处。这样拇指、示指和中指三指构成一个三角形力点,有利于稳固地握持器械,并能灵活转动器械的角度。

2. 支点:以中指与无名指贴紧一起共同作支点,或以中指作支点。

(二) 操作步骤

1. 通过牙周数字化虚拟仿真培训系统主页面,点击【基础能力训练】(图 3‑2‑1)中的【龈下刮治】。

2. 点击【握持手法】,进行龈下刮治器握持手法的理论学习。

改良握笔法:拇指及示指握住器械手柄,中指顶住工作杆,无名指作为手和器械的支点顶住其他手指的指尖。将刮治器的颈部紧贴中指腹(而不是中指的侧面),示指弯曲位于中指上方,握持器械柄部,拇指腹紧贴柄的另一侧,并位于中指和示指指端之间约 1/2 处。这样拇指、示指和中指三指构成一个三角形力点,有利于稳固地握持器械,并能灵活转动器械的角度(图 3‑4‑29)。

3. 点击【支点介绍】进行支点的理论学习,同龈上洁治【支点介绍】。

改良握笔法——作为推荐的牙周器械握持方法，改良握笔法可以在获得较大的器械工作范围的同时，精准地控制工作端并有良好的手感。

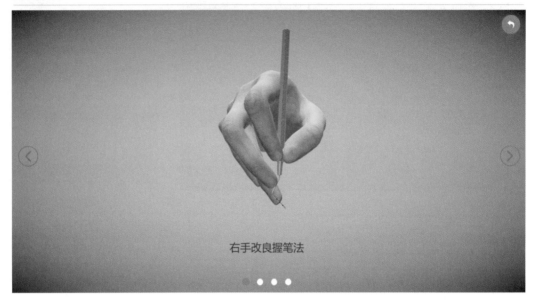

右手改良握笔法

图3-4-29　改良握笔法示意图

三、龈下刮治的贴合和角度

（一）要点讲解

1. 将刮治器工作面与根面平行（即 0°角），缓缓放入牙周袋底牙石基部，然后改变刮治器角度，使工作内面与牙根面成 45°～90°角，以 70°～80°角为最佳。

2. 若角度＜45°，刮治器的刃不能"咬住"牙石，会从牙石表面滑过。

3. 若角度＞90°，则与牙面接触的是刮治器的侧面，而不是刮治器的刃。

（二）操作步骤

1. 通过牙周数字化虚拟仿真培训系统主页面，点击【基础能力训练】（图3-2-1）中的【龈下刮治】。

2. 点击【贴合与角度】，可根据学习目标选择对应牙位及唇颊侧（图3-4-30）。

该模块共设计了 6 个牙位（21、41、17、27、37、47 牙位）的颊（唇）舌侧，基本覆盖上下前后牙颊舌侧常见位点的训练。

选择任一拟刮治牙面，41 牙位唇面示例见图3-4-31。

在全口腔场景（脸颊可显示/隐藏）中，通过方向键旋转场景至适宜操作界面。"↑↓"为上下旋转，"←→"为左右旋转。选择正确的体位和龈下刮治器械，同时打开力反馈开关，右手操作手柄模拟龈下器械，按照正确的角度贴合牙石所在部位（图3-4-32）。在左侧操作窗口中亦可直视牙石的相应位置。正确位点以绿色工具表示，错误位点则工具不显色或显示红色提示错误。

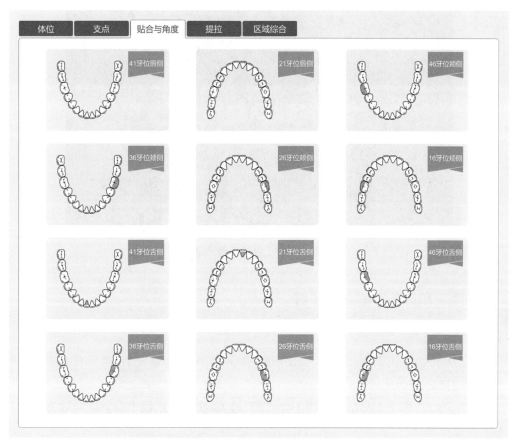

图 3 - 4 - 30　【龈下刮治】模块【贴合与角度】页面

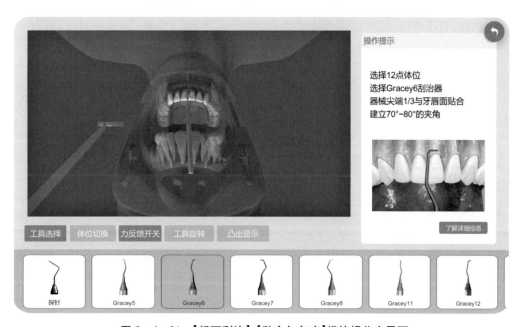

图 3 - 4 - 31　【龈下刮治】-【贴合与角度】模块操作主界面

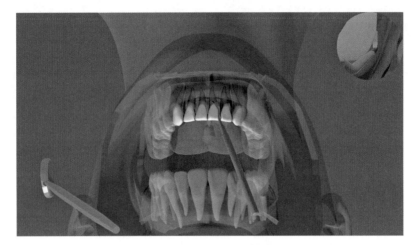

图3-4-32 操作正确示意图

四、龈下刮治器提拉去除牙石

（一）要点讲解

1. 用力方式：向根面施加压力，借助前臂-腕的转动，产生爆发力，将牙石去除；个别部位也可运用指力。

2. 用力幅度：每一下刮治的范围不要过长、过大，在刮治过程中由袋底向冠方移动，工作端不要超出龈缘。

3. 用力方向：以冠向为主，在牙周袋较宽时，可斜向或水平方向运动。

4. 刮治器应置于牙石与牙面结合部，整体刮除，避免层层刮削牙石。

5. 刮治的连续性：每一动作刮治范围要与前一次有部分重叠，连续不间断，且有一定次序，不要遗漏。

（二）操作步骤

1. 通过牙周数字化虚拟仿真培训系统主页面点击【基础能力训练】（图3-2-1）中的【龈下刮治】模块。

2. 点击【提拉】（图3-4-33）。

该模块共设计了6个牙位（21、41、17、27、37、47牙位）的颊（唇）舌侧，基本覆盖上下前后牙颊舌侧常见位点的训练。选择任一拟刮治牙面。26牙位颊侧示例见图3-4-34。在全口腔场景（脸颊可显示/隐藏）中，通过方向键旋转场景至适宜操作界面。"↑↓"为上下旋转，"←→"为左右旋转。选择正确的体位和龈下刮治器械，同时打开力反馈开关，右手操作手柄操作模拟刮治器械，调整至正确角度，使用正确的刮治提拉去除牙石。舌侧牙石可通过口镜【左侧手柄】进行观察。去除操作错误时牙石不会去除。错误操作定义为两类：一类为去除牙石的方向不对（正确方向为刃面垂直朝上）；另一类为去除牙石施加的力非爆发力。

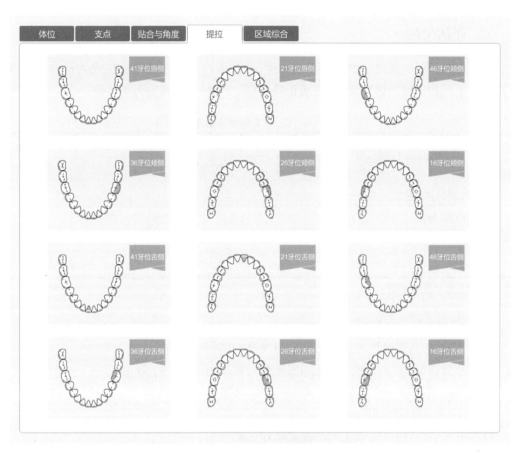

图 3‑4‑33 【龈下刮治】模块【提拉】页面

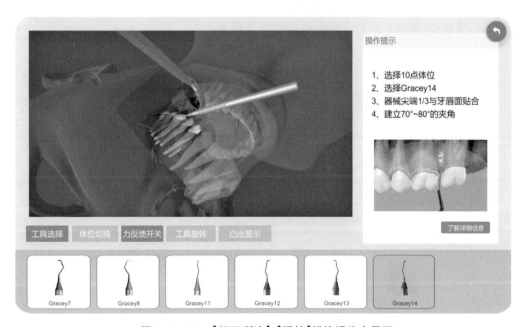

图 3‑4‑34 【龈下刮治】‑【提拉】模块操作主界面

五、评估考核

在【综合训练】中随机抽取 4 个不同牙位,针对不同治疗区域完成正确的贴合及角度、提拉去除牙石和器械的选择,评定完成正确率(表 3-4-1),满分为 100 分。

表 3-4-1　龈下刮治评估考核

评分标准	评　分			
	第一组	第二组	第三组	第四组
贴合和角度(40 分)				
提拉(40 分)				
器械选择(20 分)				
总评分				

注:评分=(4 组牙分数总计)/4=＿＿＿分。

1. 贴合与角度:评分标准如下。

(1) 40 分:15 s 内可达到正确的贴合与角度,并保持 3 s 以上。

(2) 20 分:15～30 s 内可达到正确的贴合与角度,并保持 3 s 以上。

(3) 0 分:超过 30 s 方可达到正确的贴合与角度。

2. 提拉:评分标准如下。

(1) 40 分:10 s 内可完成正确的提拉动作去除牙石。

(2) 20 分:10～20 s 内可完成正确的提拉动作去除牙石。

(3) 0 分:超过 20 s 方可完成正确的提拉动作去除牙石。

3. 器械选择:选择正确得 20 分,选择错误不得分。

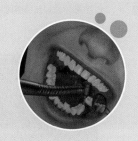

第四章

口腔 VR 系统下固定修复虚拟仿真实训

第一节　固定修复器械认知和基本形状的预备

教学 目的

1. 学习并掌握口腔固定修复的种类。

2. 了解并掌握识别及选择口腔固定修复过程中所需的器械。

3. 掌握口腔修复基础形状的预备。

教学 时数

4 学时。

教学 内容

1. 牙体缺损固定修复种类。

2. 牙体缺损固定修复器械。

3. 口腔修复基础形状的预备。

一、固定修复相关器械认知

（一）牙体缺损固定修复种类

1. 嵌体（inlay）：是一种嵌入牙体内部，用以恢复缺损牙体形态和功能的修复体。其中，部分嵌入牙冠内、部分高于牙面的修复体称为高嵌体（onlay）。根据嵌体覆盖的牙面数目不同，可分为单面嵌体、双面嵌体和多面嵌体（图 4-1-1）。

2. 全冠：包括铸造金属金冠、烤瓷熔附金属全冠和全瓷冠。

（1）铸造金属全冠：是由铸造工艺完成的覆盖整个牙冠表面的金属修复体（图 4-1-2）。经过一个世纪的研究和应用，熔模精密铸造的质量已足以满足修复体精度和复杂形状的要求。与其他冠修复体相比，它与牙体组织密合、固位力强、自身强度高，可根据需要灵活地增加沟、洞、钉洞等辅助固位形。由于人们对美学要求的提高，铸造金属全冠目前主要用于后牙。

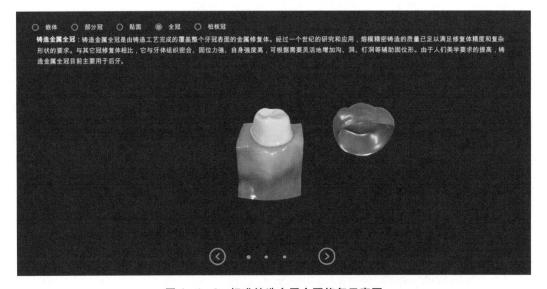

○ 嵌体　○ 部分冠　○ 贴面　● 全冠　○ 桩核冠
嵌体：嵌体（inlay）是一种嵌入牙体内部，用以恢复缺损牙体形态和功能的修复体。其中部分嵌入牙冠内、部分高于牙面的修复体称为高嵌体（onlay）。根据嵌体覆盖的牙面数目不同，可分为：单面嵌体、双面嵌体和多面嵌体。

图 4-1-1　标准嵌体修复示意图

○ 嵌体　○ 部分冠　○ 贴面　● 全冠　○ 桩核冠
铸造金属全冠：铸造金属全冠是由铸造工艺完成的覆盖整个牙冠表面的金属修复体。经过一个世纪的研究和应用，熔模精密铸造的质量已足以满足修复体精度和复杂形状的要求。与其它冠修复体相比，它与牙体组织密合、固位力强、自身强度高，可根据需要灵活地增加沟、洞、钉洞等辅助固位形。由于人们美学要求的提高，铸造金属全冠目前主要用于后牙。

图 4-1-2　标准铸造金属全冠修复示意图

（2）烤瓷熔附金属全冠（porcelain-fused-to-metal，PFM）：也称金属烤瓷冠或金瓷冠，是一种由低熔烤瓷真空条件下熔附到金属基底冠上的金-瓷复合结构的修复体（图 4-1-3）。

（3）全瓷冠（all ceramic crown）：是以陶瓷材料制成的覆盖整个牙冠表面的修复体（图 4-1-4）。全瓷修复体的强度已可满足绝大多数临床修复的要求，适应证广泛，在理化、生物、美学上显示出比金-瓷修复体更大的优势，逐步替代金-瓷修复体成为临床上的首选。

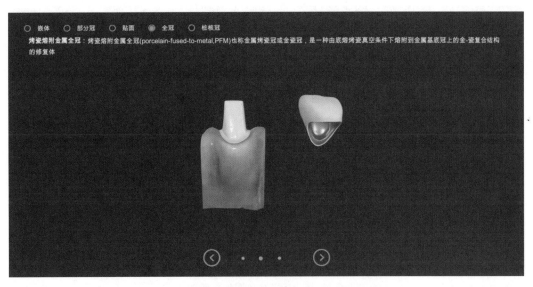

图 4‑1‑3 标准烤瓷熔附金属全冠修复示意图

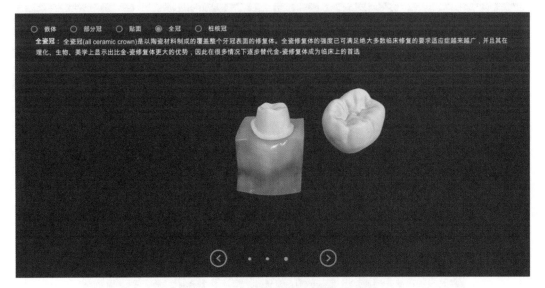

图 4‑1‑4 标准全瓷冠修复示意图

3. 桩核冠:牙体缺损修复方法的选择应根据缺损范围而定,根据缺损范围由小到大,修复方法的选择顺序依次为嵌体、冠、桩核冠。当剩余的可利用牙体组织高度不足,无法形成足够的全冠固位形时,通常需要桩核来为最终全冠修复体提供支持和固位,即桩核冠(图 4‑1‑5)。

(二)牙体缺损固定修复器械认知

常用牙体预备车针的外形和参数如图 4‑1‑6 所示。

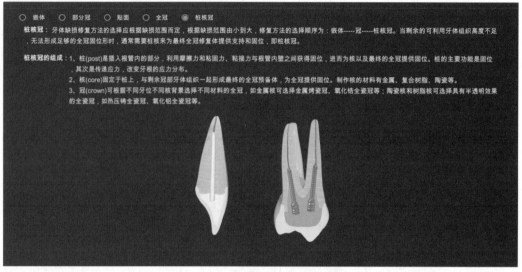

○ 嵌体　○ 部分冠　○ 贴面　○ 全冠　⦿ 桩核冠

桩核冠：牙体缺损修复方法的选择应根据缺损范围而定，根据缺损范围由小到大，修复方法的选择顺序为：嵌体——冠——桩核冠。当剩余的可利用牙体组织高度不足，无法形成足够的全冠固位形时，通常需要桩核来为最终全冠修复体提供支持和固位，即桩核冠。

桩核冠的组成：1、桩(post)是插入根管内的部分，利用摩擦力和粘固力、粘接力与根管内壁之间获得固位，进而为核以及最终的全冠提供固位。桩的主要功能是固位，其次是传递应力，改变牙根的应力分布。

2、核(core)固定于桩上，与剩余冠部牙体组织一起形成最终的全冠预备体，为全冠提供固位。制作核的材料有金属、复合树脂、陶瓷等。

3、冠(crown)可根据不同牙位不同核背景选择不同材料的全冠，如金属核可选择金属烤瓷冠、氧化锆全瓷冠等；陶瓷核和树脂核可选择具有半透明效果的全瓷冠，如热压铸全瓷冠、氧化铝全瓷冠等。

图 4-1-5　标准桩核冠修复示意图

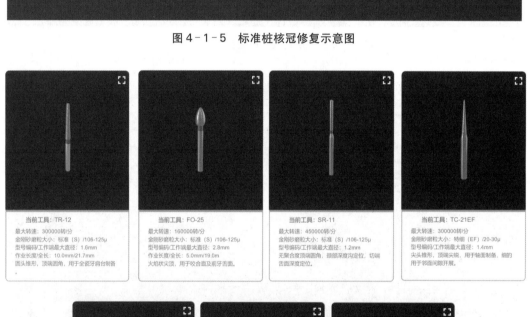

当前工具：TR-12
最大转速：300000转/分
金刚砂磨粒大小：标准 (S) /106-125μ
型号编码/工作端最大直径：1.6mm
作业长度/全长：10.0mm/21.7mm
圆头锥形，顶端圆角，用于全瓷牙肩台制备

当前工具：FO-25
最大转速：160000转/分
金刚砂磨粒大小：标准 (S) /106-125μ
型号编码/工作端最大直径：2.8mm
作业长度/全长：5.0mm/19.0m
火焰状尖顶，用于咬合面及前牙舌面

当前工具：SR-11
最大转速：450000转/分
金刚砂磨粒大小：标准 (S) /106-125μ
型号编码/工作端最大直径：1.2mm
无聚合度顶端圆角，颈部深度沟引形，切端
舌面深度定位。

当前工具：TC-21EF
最大转速：300000转/分
金刚砂磨粒大小：特细 (EF) /20-30μ
型号编码/工作端最大直径：1.4mm
尖头锥形，顶端尖顶，用于轴面制备，细的
用于邻面间隙开展。

当前工具：TF-12
最大转速：300000转/分
金刚砂磨粒大小：标准 (S) /106-125μ
型号编码/工作端最大直径：1.6mm
作业长度/全长：10.0mm/21.7mm
平头锥形，顶端直角，用于金属烤瓷牙制备
肩台。

当前工具：TF-S21
最大转速：450000转/分
金刚砂磨粒大小：标准 (S) /106-125μ
型号编码/工作端最大直径：1.6mm
作业长度/全长：7.0mm/17.8mm
平头锥形，顶端直角，用于金属烤瓷牙制备
肩台。

当前工具：TR-SS21
最大转速：450000转/分
金刚砂磨粒大小：标准 (S) /106-125μ
型号编码/工作端最大直径：1.6mm
作业长度/全长：7.0mm/17.8mm
圆头锥形，顶端圆角，用于全瓷牙肩台制备

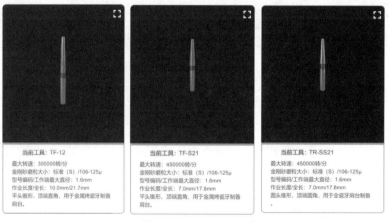

图 4-1-6　常用口腔固定修复牙体预备车针

二、口腔修复基本形状制备

(一) 十字形洞型预备

1. 训练任务：按照颜色提示将十字形绿色目标区域磨除，要求各壁平整、光滑、连续、圆钝，无倒凹，聚合度一致。

2. 训练目标：

(1) 初步掌握用车针切磨硬物。

(2) 适应力反馈牙备手感，学会使用车针进行垂直方向磨削。

3. 评价标准：

(1) 完成操作的总时长不超过 10 min。

(2) 尽量磨除洞型绿色目标区域。

(3) 不得磨除灰色无效区域。

(4) 十字形洞缘线圆缓流畅，底面水平，侧壁与底面垂直。

4. 操作步骤：

(1) 选用合适的金刚砂车针，从十字形目标区域中间开始切磨，要求深度达 2 mm，底部平整(图 4 - 1 - 7)。

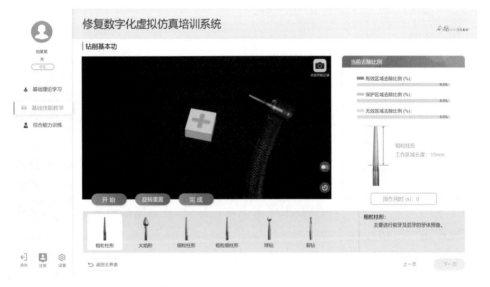

图 4 - 1 - 7　十字形窝洞预备训练

(2) 保持车针方向，向四周扩展，去除多余绿色部分，直至露出黄色部分，完成十字形目标形状的磨除(图 4 - 1 - 8)。

(二) 直角方形洞型预备

1. 训练任务：

将方形洞型绿色区域磨除，要求各壁平整、光滑、连续、圆钝，无倒凹，聚合度一致。

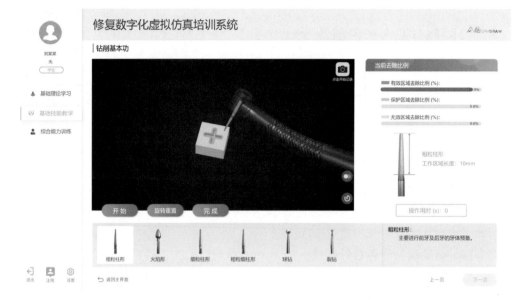

图 4-1-8 十字形窝洞完成示意图

2. 训练目标：

(1) 适应力反馈牙备手感。

(2) 学会保持车针处于垂直方向不偏倚。

3. 评价标准：

(1) 完成操作的总时长不超过 10 min。

(2) 尽量磨除洞型内绿色目标区域。

(3) 不得磨除灰色无效区域。

(4) 洞型内 3 个轴面相互垂直无倒凹，底面水平。

4. 操作步骤：

(1) 选用合适的金刚砂车针，从方形区域中央开始切磨，要求深度达 2 mm，底部平整（图 4-1-9）。

(2) 保持车针方向，向四周扩展，去除多余绿色部分，直至露出黄色部分，完成正方形洞型磨除（图 4-1-10）。

（三）圆角方形洞型预备

1. 训练任务：将圆角方形洞型目标区域磨除，要求各壁平整、光滑、连续、圆钝，无倒凹，聚合度一致。

2. 训练目标：

(1) 适应力反馈牙备手感。

(2) 学会保持车针垂直方向进行磨削。

3. 评价标准：

(1) 完成操作的总时长不超过 10 min。

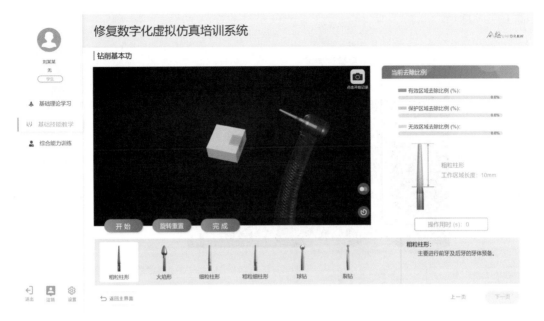

图 4-1-9　直角方形窝洞预备训练

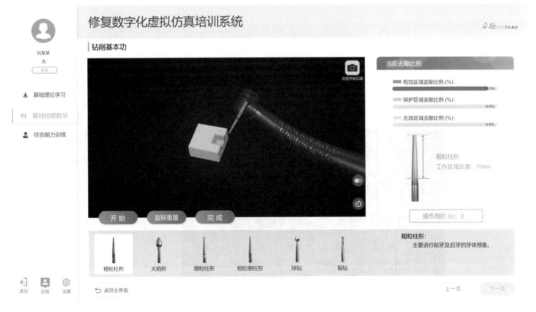

图 4-1-10　直角方形窝洞完成示意图

（2）尽量磨除绿色目标区域。

（3）不得磨除灰色无效区域。

（4）轴面转接处圆钝光滑，底面水平，与轴面相互平行。

4. 操作步骤：

（1）选用合适的金刚砂车针，从方形区域中央开始切磨，要求深度达 2 mm，底部平整

（图 4-1-11）。

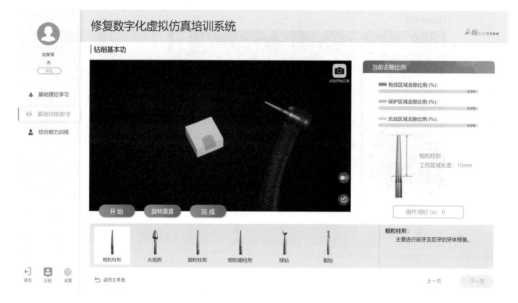

图 4-1-11　圆角方形窝洞预备训练

（2）保持车针方向，向四周扩展，去除多余绿色部分，直至露出黄色部分，洞型线角圆钝，完成圆角方形洞型磨除（图 4-1-12）。

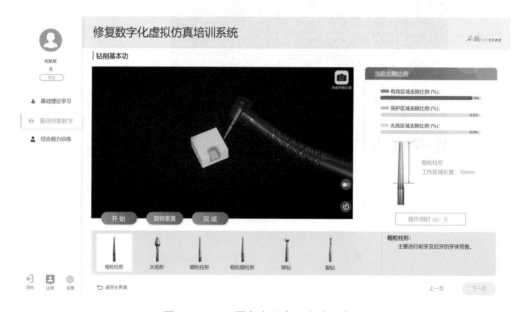

图 4-1-12　圆角方形窝洞完成示意图

（四）圆环形洞型预备

1. 训练任务：将绿色目标洞型区域磨除，要求侧壁平整、光滑、连续，无倒凹，聚合度一致。

2. 训练目标：

(1) 适应力反馈牙备手感。

(2) 掌握使用车针进行环形移动。

3. 评价标准：

(1) 完成操作的总时长不超过 10 min。

(2) 尽量磨除绿色目标区域。

(3) 不得磨除灰色无效区域。

(4) 外侧圆弧轴壁光滑连续，底面平滑，与轴壁垂直。

4. 操作步骤：

(1) 选用合适的金刚砂车针，从圆形边缘区域开始切磨，要求深度达 2 mm，底部平整（图 4 - 1 - 13）。

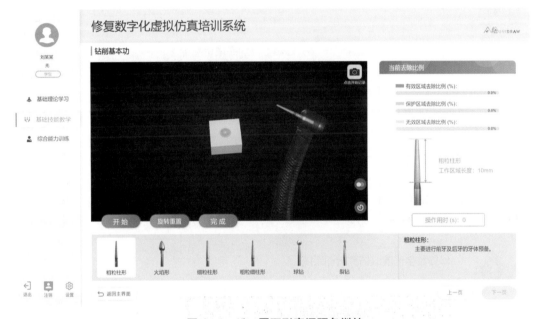

图 4 - 1 - 13　圆环形窝洞预备训练

(2) 保持车针方向，向四周环形扩展，去除多余绿色部分，直至露出黄色部分，注意不要磨到中央黄色部分，完成圆环形窝洞洞型磨除（图 4 - 1 - 14）。

(五) 圆柱形预备

1. 训练任务：将预备体的外围绿色目标区域磨除，外形光滑、连续、圆钝。

2. 训练目标：

(1) 适应力反馈牙备手感。

(2) 掌握外围薄层磨除技巧。

3. 评价标准：

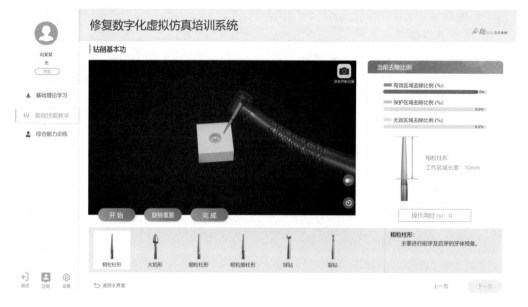

图 4 - 1 - 14　圆环形窝洞完成示意图

（1）完成操作的总时长不超过 10 min。

（2）尽量磨除绿色目标区域。

（3）不得磨除灰色无效区域。

（4）预备体外围预备均匀，预备后外形保持光滑连续，圆弧轴面与水平面垂直。

4. 操作步骤：

（1）选用合适的金刚砂火焰形车针，从圆形顶部区域开始切磨，直到露出白色部分，保持顶部平面平整（图 4 - 1 - 15）。

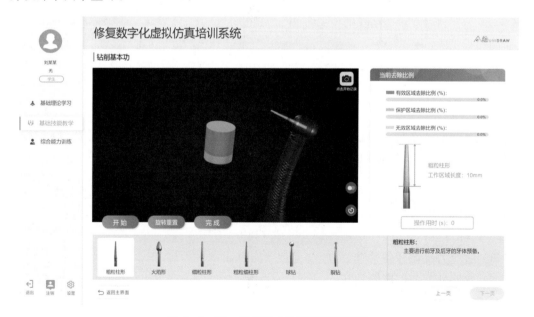

图 4 - 1 - 15　圆柱形全冠形态预备训练

（2）选用合适的金刚砂柱状车针，沿圆柱形外侧去除多余绿色部分，直至露出黄色部分，完成圆柱形全冠形态磨除（图 4‑1‑16）。

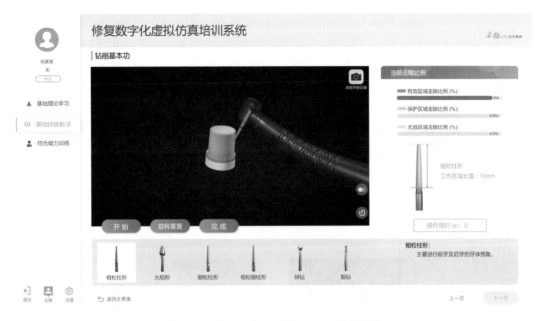

图 4‑1‑16　圆柱形全冠形态完成示意图

第二节　固定修复后牙嵌体牙体预备案例实操及评估

教学目的

1. 掌握后牙嵌体牙体预备的车针选择。
2. 掌握后牙嵌体牙体预备的步骤和操作要点。

教学时数

1 学时。

教学内容

后牙嵌体牙体预备（46 牙位近中邻𬌗嵌体）。

一、要点讲解

1. 选择圆头锥形车针（TR‑12、TR‑SS21）、平头锥形车针（TF‑S21）作为预备车针。

2. 46牙位近中邻𬌗嵌休牙体预备操作要点：

（1）𬌗面预备要点：注意去除无基釉，做预防性扩展，洞应底平、壁直、点线角清晰，无倒凹，所有轴壁形成2°～5°角外展。预备鸠尾固位形，宽度为颊舌尖宽度1/3～1/2。

（2）邻面预备要点：制备46牙位近中邻面箱状洞形，其颊壁、舌壁和龈壁应扩展至自洁区。颊壁和舌壁可外展2°～5°角。龈壁近远中宽度至少为1mm。

二、操作步骤

1. 进入修复数字化虚拟仿真培训系统后，选择基本技能教学里的嵌体预备基本功；选择高速手机作为练习器械，选择圆头锥形车针（TR-12、TR-SS21）、平头锥形车针（TF-S21）作为预备车针。

2. 握持方式及支点：右手持VR高速手机、左手持口镜，调整旋钮使视角位于患者头部右前方（图4-2-1），模拟临床体位，选择合适支点（图4-2-2）。

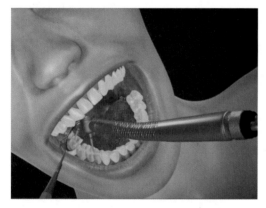

图4-2-1 调整视角位于患者头部右前方（6～9点钟方向）

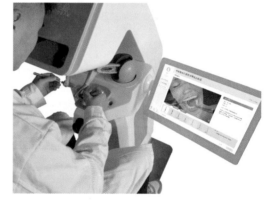

图4-2-2 虚拟手柄的正确握持方式及坐姿

3. 牙体预备步骤：

（1）𬌗面预备：用平头锥形车针于磨牙中央窝处钻入牙体，去除所有龋坏组织和无基釉，做预防性扩展，洞缘应位于健康牙体组织内，且离开咬合接触点1mm。洞深＞2mm，洞应底平、壁直、点线角清晰，无倒凹，所有轴壁形成2°～5°角外展。预备鸠尾固位形，峡部一般位于2个相对牙尖三角嵴之间，宽度为颊舌尖宽度的1/3～1/2（图4-2-3）。

（2）邻面预备：车针进入邻面，制备箱状洞形，其颊壁、舌壁和龈阶应离开邻面接触点，扩展至自洁区。颊壁舌壁可外展2°～5°角。龈阶应底平，宽1.0mm，与髓壁近垂直（图4-2-4）。

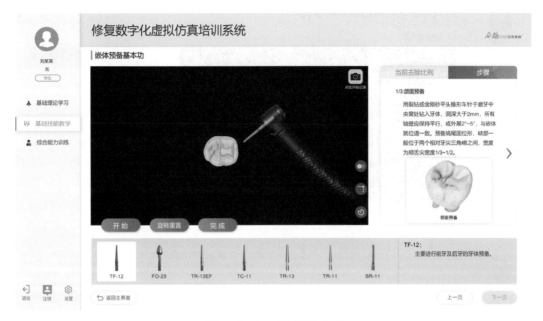

图 4-2-3　殆面预备完成

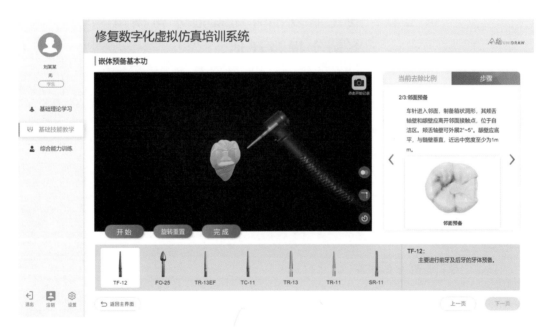

图 4-2-4　邻面预备完成

（3）精修完成：去除倒凹和无基釉，并在洞面角处预备成与洞壁成 45°角的洞缘斜面，轴髓线角也预备成 45°角的斜面（图 4-2-5）。

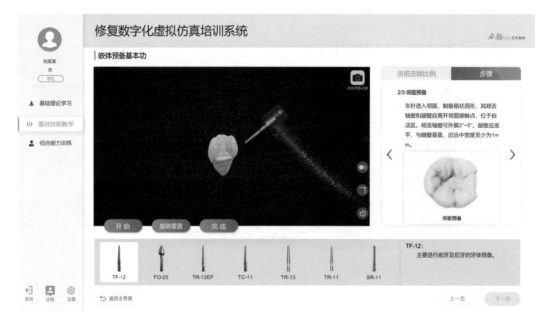

图 4-2-5 精 修 完 成

第三节　固定修复前牙烤瓷冠牙体预备案例实操及评估

教学目的

　　1. 掌握前牙烤瓷全冠牙体预备的车针选择。

　　2. 掌握前牙烤瓷全冠牙体预备的步骤及操作要点。

教学时数

　　1 学时。

教学内容

　　前牙烤瓷全冠牙体预备(11 牙位)。

一、要点讲解

　　1. 选择圆头锥形车针(TR-12)、平头锥形车针(TF-12)、圆头柱状车针(SR-11)作为预备车针。

　　2. 11 牙位烤瓷全冠牙体预备操作要点:

　　(1) 切端预备要点:在切缘磨出 2～3 个 1.5 mm 深的定深沟,向近远中扩展,均匀磨除牙体组织。

（2）唇面预备要点：在切 1/2 磨出 2～3 个 1 mm 深的定深沟，在颈 1/2 磨出 2～3 个 1 mm 深的定深沟。进行牙体预备，磨除量为 1～1.5 mm。

（3）邻面预备要点：用圆头锥形车针片切近中和远中邻面，然后用较粗的锥形车针预备，磨除量为 1 mm，聚合角度为 2°～5°。

（4）舌面预备要点：分为舌面窝和舌轴面两部分，舌面窝的牙体预备磨除量为 0.7～1 mm；舌轴面预备量为 1.2 mm。

二、操作步骤

1. 选择基础技能教学里的上颌中切牙烤瓷冠牙体预备；选择高速手机作为练习器械，选择圆头锥形车针（TR‐12）、平头锥形车针（TF‐12）、圆头柱状车针（SR‐11）作为预备车针。

2. 握持方式及支点：右手持 VR 高速手机、左手持口镜，调整旋钮使视角位于患者头部上方（图 4‐3‐1），模拟临床体位，选择合适支点（图 4‐3‐2）。

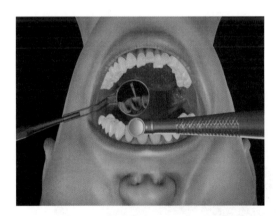

图 4‐3‐1　调整视角位于患者头部上方
（12 点钟方向）

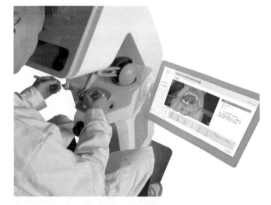

图 4‐3‐2　虚拟手柄的正确握持方式
及坐姿

3. 牙体预备步骤：

（1）切端预备：用圆头柱状车针 SR‐11 在切缘磨出 2～3 个 1.5 mm 深的定深沟，向近远中扩展，均匀磨除牙体组织（图 4‐3‐3 和图 4‐3‐4）。

（2）唇面预备：用圆头柱状车针于切 1/2 磨出 2～3 个 1 mm 深的定深沟（图 4‐3‐5），于颈 1/2 磨出 2～3 个 1 mm 深的定深沟（图 4‐3‐6）。进行牙体预备，磨除量为 1～1.5 mm（图 4‐3‐7）。

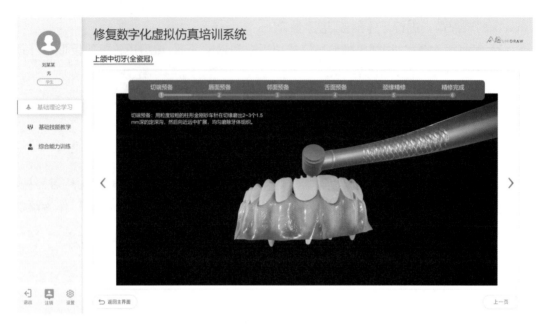

图4-3-3 预备切端定深沟

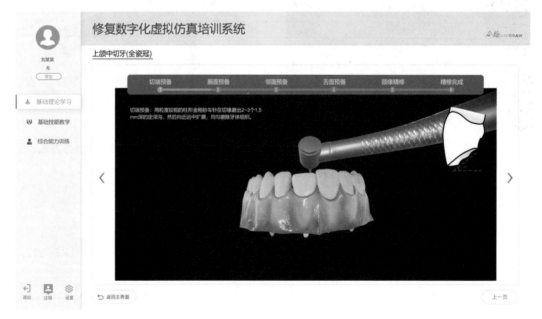

图4-3-4 预备切端

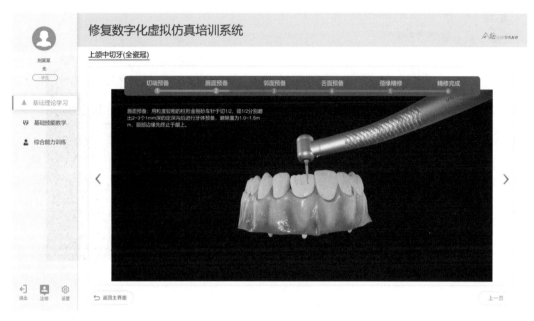

图 4‐3‐5 预备切 0.5 定深沟

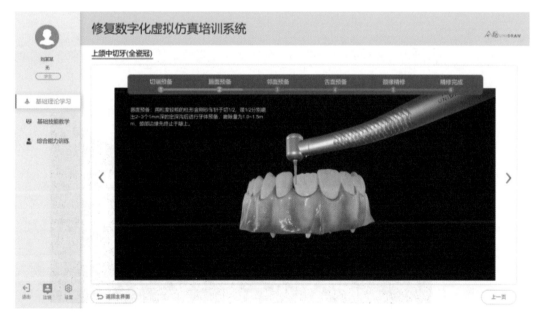

图 4‐3‐6 预备颈 0.5 定深沟

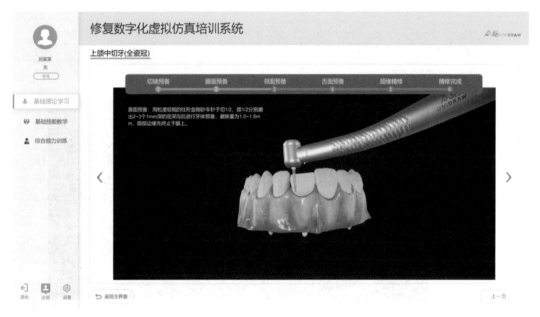

图 4-3-7 唇面预备完成

（3）邻面预备：用较细的圆头锥形车针片切双侧邻面，然后用较粗的锥形车针预备，磨除量为 1 mm，去除倒凹，控制聚合角度为 2°～5°（图 4-3-8 和图 4-3-9）。

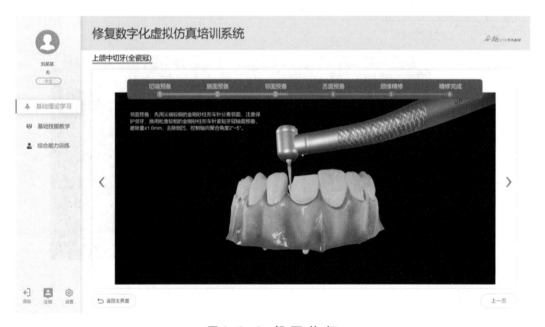

图 4-3-8 邻 面 片 切

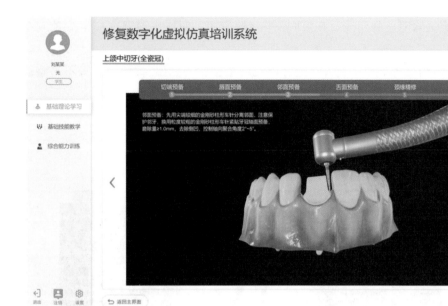

图 4-3-9 邻面预备完成

（4）舌面预备：先用球状金刚砂车针进行舌面窝（从切端到舌面隆凸）的牙体预备，磨除量为 0.7~1 mm。然后使用圆头锥形金刚砂车针在舌轴面制备深度指示沟，预备出 1.2 mm 的舌轴面预备量以及 1.2 mm 宽度的舌面肩台（图 4-3-10）。

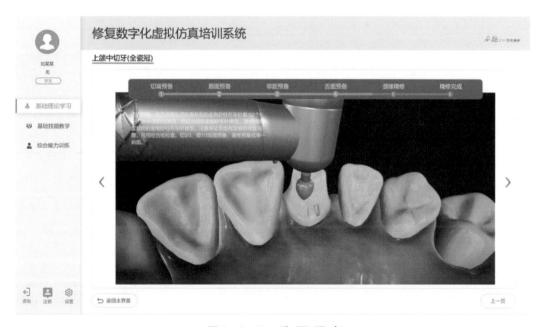

图 4-3-10 舌面预备

（5）颈缘预备：使用精修车针完成边缘的预备和抛光。所有肩台均应位于龈上

0.5 mm,并且注意去除明显的台阶、绯边等不平整的表面。四周肩台宽度应至少控制在 1 mm。

（6）精修完成：用抛光车针仔细去除边缘以及各个轴面的倒凹、尖锐边角等不平整的地方，轴面转角应保持圆钝（图4-3-11）。

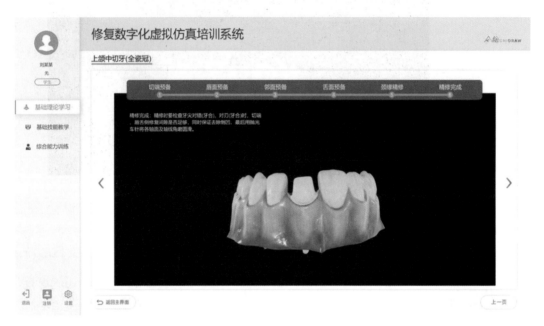

图4-3-11 精修完成

第四节 固定修复固定桥牙体预备案例实操及评估

教学目的

1. 掌握后牙烤瓷固定桥牙体预备的车针选择。
2. 掌握后牙烤瓷固定桥牙体预备的步骤及操作要点。

教学时数

1学时。

教学内容

后牙烤瓷固定桥牙体预备（45×47固定桥）。

一、要点讲解

1. 选择圆头锥形车针(TR-SS21)、平头锥形车针(TF-S21)、火焰状车针(FO-25)作为预备车针。

2. 45～47 烤瓷固定桥牙体预备操作要点:

(1) 𬌗面预备:注意沿功能尖的外斜面磨出宽约 1.5 mm 的斜面。

(2) 颊舌面预备:注意清除外形高点到龈缘处的倒凹,颊舌面聚合角度为 2°～5°。

(3) 邻面预备:注意避免磨损邻牙,磨除量约 1.5 mm,去除倒凹,控制聚合角度为 2°～5°。

(4) 颈缘预备:沿颈缘预备出颊侧 0.8～1 mm 的肩台,舌侧及邻面 0.5～1.0 mm 肩台。所有肩台均应位于龈上 0.5 mm。

二、操作步骤

1. 选择基础技能教学里的冠桥修复基本功。选择高速手机作为练习器械,选择圆头锥形车针(TR-SS21)、平头锥形车针(TF-S21)、火焰状车针(FO-25)作为预备车针。

2. 握持方式及支点:右手持 VR 高速手机、左手持口镜,调整旋钮使视角位于患者头部右下方(图 4-4-1),模拟临床体位,选择合适支点(图 4-4-2)。

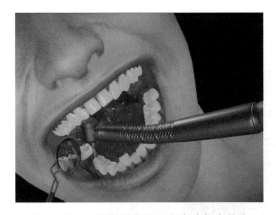

图 4-4-1 调整视角位于患者头部右前方 (6～9 点钟方向)

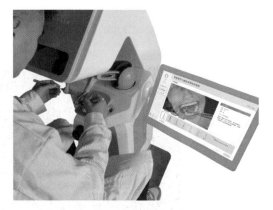

图 4-4-2 虚拟手柄的正确握持方式 及坐姿

3. 牙体预备步骤:

(1) 𬌗面预备:首先用圆头锥形车针在𬌗面预备深度指示沟,深度为 1.5 mm(图 4-4-3 和图 4-4-4);均匀磨除定深沟之间的牙体组织(图 4-4-5 和图 4-4-6)。用粒度较粗的金刚砂车针沿功能尖(下颌颊尖)的外斜面磨出宽约 1.5 mm 的斜面。

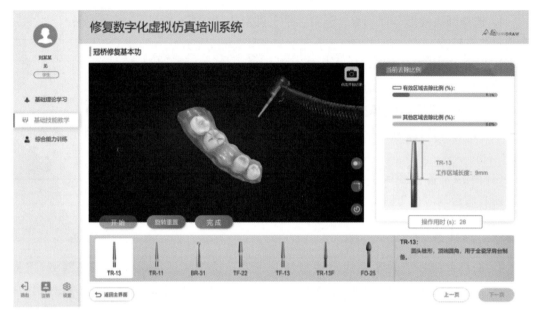

图 4-4-3　预备𬌗面定深沟(右下 7)

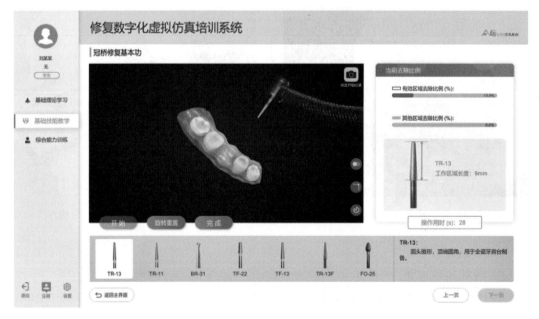

图 4-4-4　预备𬌗面(右下 7)

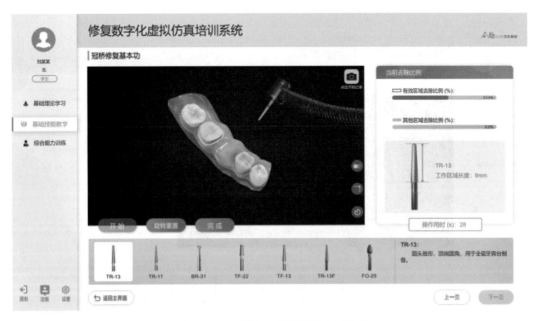

图 4-4-5　预备殆面定深沟(右下 5)

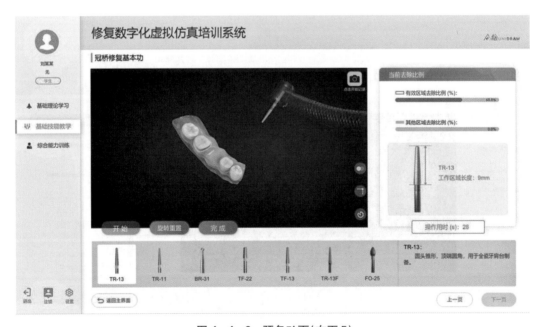

图 4-4-6　预备殆面(右下 5)

(2) 颊舌面预备:用粒度较粗的柱形金刚砂车针于磨出 2～3 个 1 mm 深的定深沟(图 4-4-7 和图 4-4-8),清除外形高点到龈缘处的倒凹。颊舌面聚合角度为 2°～5°。颊舌沟外形应保留,预备后外形应尽量与牙冠外形基本相似(图 4-4-9 和图 4-4-10)。

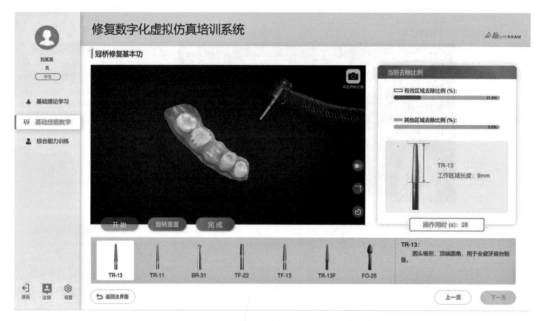

图 4-4-7 预备颊舌面定深沟(右下 7)

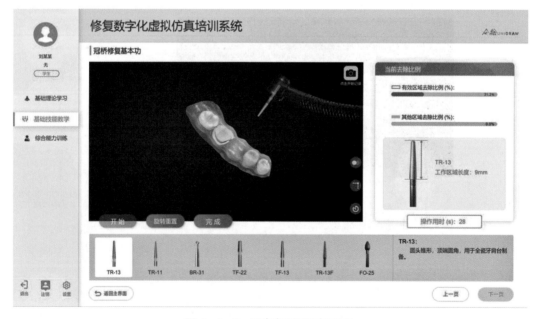

图 4-4-8 预备颊舌面(右下 7)

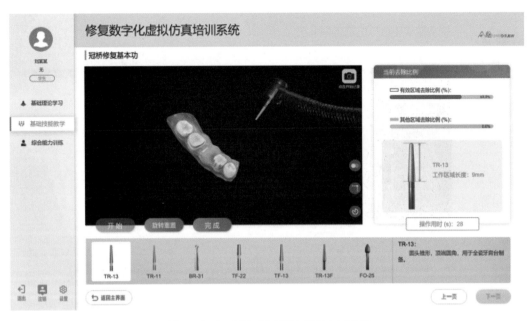

图 4 - 4 - 9　预备颊舌面定深沟(右下 5)

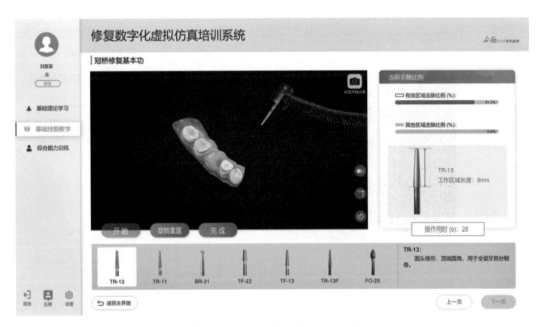

图 4 - 4 - 10　预备颊舌面(右下 5)

　　(3)邻面预备:用较细的金刚砂锥形车针片切双侧邻面,注意避免磨损邻牙,然后用较粗的金刚砂柱形车针预备,磨除量为 1.5 mm 左右,去除倒凹,控制聚合角度为 2°～5°(图 4 - 4 - 11 和图 4 - 4 - 12)。

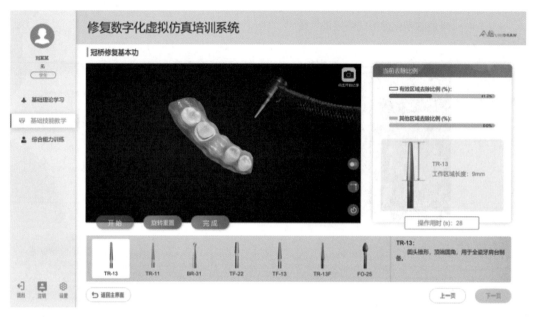

图 4-4-11 邻面预备(右下 7)

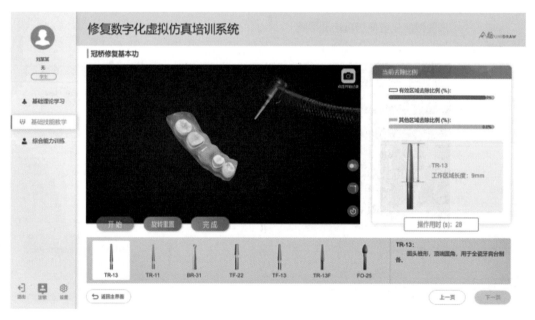

图 4-4-12 邻面预备(右下 5)

(4) 颈缘预备:用粒度较粗的金刚砂车针沿颈缘预备出颊侧 0.8~1 mm 的肩台;舌侧及邻面 0.5~1.0 mm 肩台。所有肩台应位于龈上 0.5 mm,并注意去除明显的台阶和不平整的边缘(图 4-4-13 和图 4-4-14)。

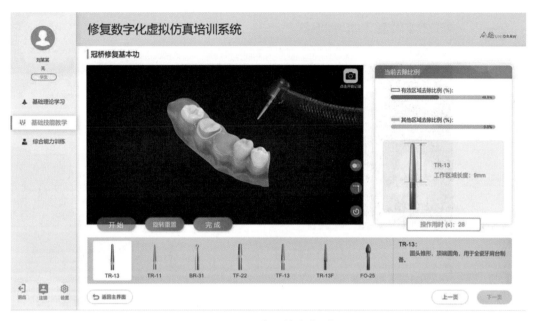

图 4‑4‑13 预备颈缘肩台(右下 7)

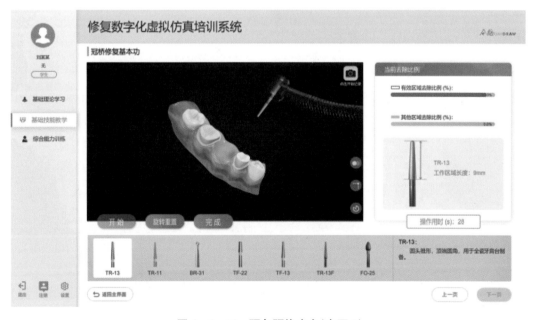

图 4‑4‑14 预备颈缘肩台(右下 5)

(5)精修完成:检查合面在正中、侧方、前伸颌位时修复间隙是否足够;轴壁有无倒凹;轴面聚合度是否合适;肩台宽度是否合适,是否光滑连续(图 4‑4‑15)。

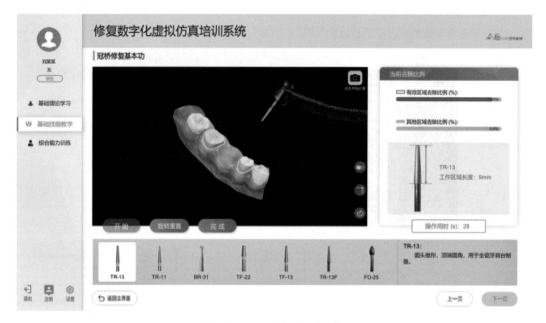

图 4-4-15　精 修 完 成

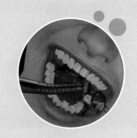

第五章

口腔 VR 系统下口腔预防虚拟仿真实训

第一节　改良 Bass 刷牙的操作训练

教学 **目的**

　　通过 VR 系统下口腔预防模块中改良 Bass 刷牙的数字化虚拟仿真训练,掌握改良 Bass 刷牙法的动作要领及刷牙顺序。

教学 **时数**

　　1 学时。

教学 **内容**

　　1. 掌握刷毛放置的位置及角度。
　　2. 掌握 VR 系统下改良 Bass 刷牙法的正确操作。

一、要点讲解

(一) 刷毛放置的位置及角度

　　改良 Bass 刷牙法要求将牙刷刷毛与牙体长轴成 45°角,放置于牙与牙龈的交界处,右手握持手柄,使刷毛斜向牙根方向,部分刷毛进入龈沟(图 5-1-1)。

(二) 短距离水平颤动

　　刷毛在龈缘处做短距离的水平颤动,距离为 2～3 mm,至少颤动 10 次(图 5-1-2)。通过训练使学习者熟练掌握刷毛在牙面与牙龈交界处水平颤动的动作要领。

(三) 冠方拂刷

　　改良 Bass 刷牙法要求刷毛水平颤动数次后需向牙冠方向拂刷,即刷上牙时向下转动,刷下牙时向上转动。通过转动牙刷手柄实现拂刷动作,并清除唇(颊)、舌(腭)面的菌斑。通过训练使学生熟练掌握拂刷的动作要领。

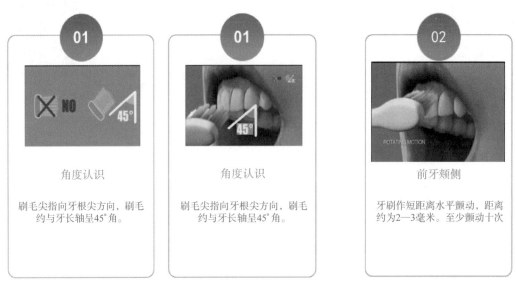

图 5-1-1　刷毛的放置位置及角度　　　　图 5-1-2　前牙颊侧水平颤动

二、操作步骤

（一）进入刷牙模块

打开口腔数字化虚拟仿真训练设备的电源，开主机，登录后进入口腔预防模块中刷牙的数字化虚拟仿真培训系统主页面，点击【改良 Bass 刷牙法虚拟仿真实验教学系统】模块（图 5-1-3）。

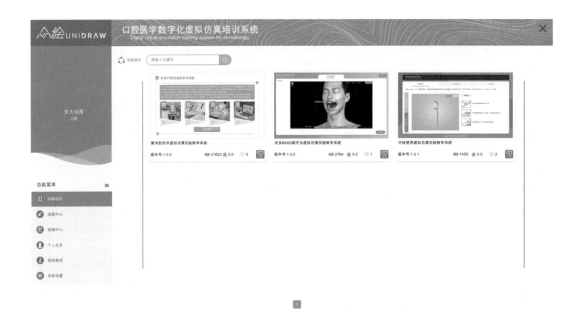

图 5-1-3　口腔预防数字化虚拟仿真培训系统主页面

（二）进入 Bass 刷牙动画演示模块

点击页面下方的【动画演示】选项，系统自动播放不同牙面的刷牙要点（图 5-1-4 和图 5-1-5）。

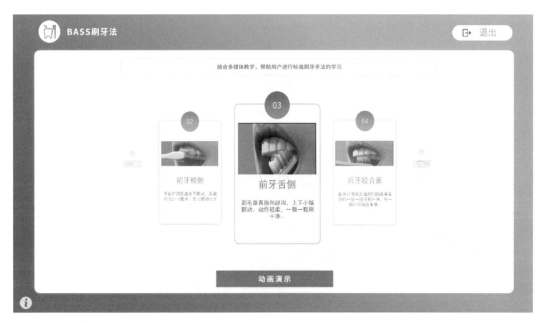

图 5-1-4　前牙舌侧的动画演示页面

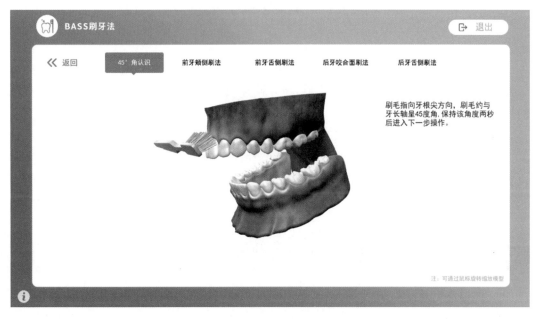

图 5-1-5　角度认识的动画演示页面

（三）进入模拟演练模块

点击页面右下方的【模拟演练】(图5-1-6)。右手握持牙刷手柄,结合屏幕中显示的牙列进行操作训练。右手握持手柄,结合力反馈进行刷牙操作训练,掌握 VR 系统下改良 Bass 刷牙法的正确操作要点及刷牙顺序。

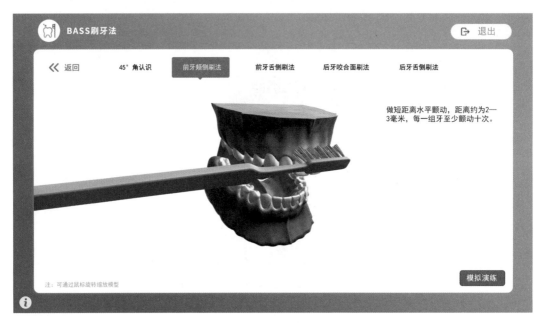

图5-1-6 刷牙模拟演练页面

1. 刷所有牙的唇颊面:改良 Bass 刷牙法要求刷所有牙的唇颊面时,右手握持手柄,结合力反馈进行刷牙。至少刷5～10次后,将牙刷移至下一组2～3颗牙的位置,按上述相同的位置和角度重新放置。

点击页面右侧【前牙颊侧刷法】选项,右手握持手柄进行练习。如果牙刷的角度和位置未摆放正确,屏幕中的牙刷呈白色,并水平颤动的命令为无效。纠正牙刷放置的角度和位置达到正确时牙刷呈绿色,方可进行后续步骤,并逐步去除牙面上红色菌斑示意图(图5-1-7和图5-1-8)。

2. 刷前牙的舌腭面:点击页面右侧【前牙舌侧刷法】选项,右手握持手柄进行前牙舌腭面的刷牙练习。刷前牙的舌腭面时不同于其他的牙面,需将刷头竖放,再行颤动及拂刷的动作(图5-1-9)。

3. 刷后牙咬合面:点击页面右侧【后牙咬合面刷法】选项,右手握持手柄进行后牙咬合面的刷牙练习。刷后牙咬合面时将牙刷的刷毛放置于咬合面,轻轻加压、来回刷数次(图5-1-10)。通过训练使学习者熟练掌握刷后牙咬合面的动作要领。

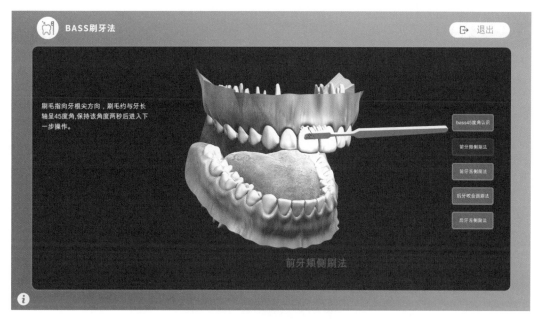

图 5-1-7　刷毛放置的位置和角度

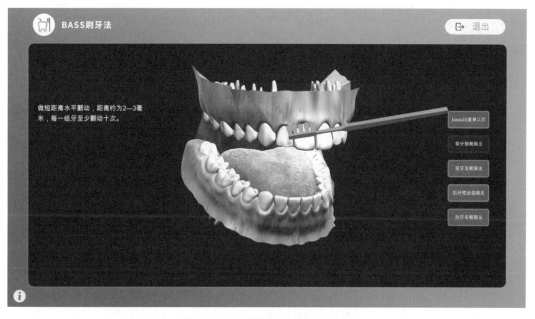

图 5-1-8　颊侧正确刷牙示意图

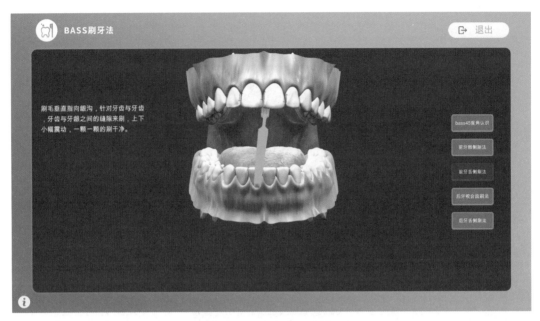

图 5-1-9　刷前牙舌腭面

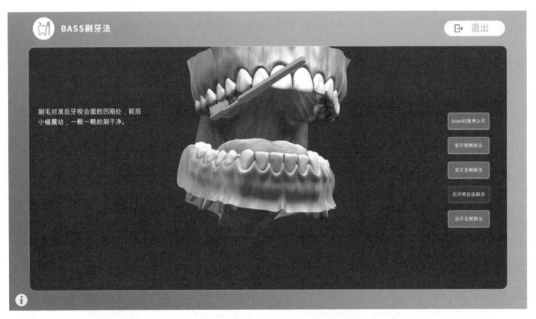

图 5-1-10　刷后牙咬合面

4. 刷后牙舌腭侧面：点击页面右侧【后牙舌侧刷法】选项，右手握持手柄进行后牙舌腭面的刷牙练习。刷后牙舌腭面时将牙刷刷毛与牙体长轴成 45°角，放置于牙与牙龈的交界处，做短距离的水平颤动（图 5-1-11）。

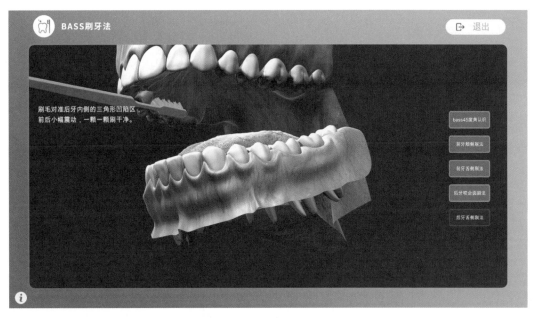

图 5-1-11　刷后牙舌腭面

(四)注意事项

1. 改良 Bass 刷牙法要求将牙刷刷毛与牙体长轴成 45°角,角度过大或过小均不利于龈沟内菌斑的清洁和牙龈的健康。

2. 根据不同的牙位及牙面,刷毛的放置、刷牙的动作也有所不同。

3. 注意刷牙的连续性和完整性。按一定顺序进行刷牙,并以 2～3 颗牙为一组,每组牙之间有一定的重叠,面面俱到,包括最后一颗牙的远中面,将刷头向远中方向移动,使刷毛能刷到远中面。通过训练,使学习者熟练掌握刷全口牙及各牙面的连续性和完整性。

第二节　窝沟封闭的虚拟仿真实训

教学目的

1. 通过 VR 系统下口腔预防模块中窝沟封闭进行数字化虚拟仿真训练,正确选择窝沟封闭术中的器械。

2. 通过 VR 系统下口腔预防模块中窝沟封闭进行数字化虚拟仿真训练,熟练掌握窝沟封闭术的操作步骤。

教学时数

2 学时。

教学 内容

1. 窝沟封闭术的定义和适应证。
2. VR 系统下窝沟封闭术的器械选择。
3. VR 系统下右下第一磨牙(46 牙位)窝沟封闭术的操作方法。

一、要点讲解

(一) VR 系统下窝沟封闭术选用的器械

VR 系统下窝沟封闭术选用的器械包括口镜、探针、镊子、低速手机、光固化灯、三用喷枪、抛光杯、小棉棒、吸唾器等。

(二) VR 系统下窝沟封闭术的操作方法

VR 系统下窝沟封闭术的操作方法包括清洁牙面、酸蚀、冲洗和干燥、涂布封闭剂、固化和检查共 6 个步骤。在低速手机上装好锥形小毛刷,来回刷洗牙面;小毛刷蘸上酸蚀剂,涂布于要封闭的牙𬌗面上;用水枪加压冲洗有酸蚀剂的牙面,并用压缩空气吹干牙𬌗面,酸蚀后的部位会呈白垩色;在经酸蚀后的窝沟点隙处涂布光固化封闭剂;用可见光固化灯照射封闭剂;用探针检查固化程度、黏结情况等。

(三) 涂布封闭材料的量要合适

在不影响咬合的前提下尽可能有一定的厚度,如果涂层太薄就会缺乏足够的抗压强度,容易被咬碎。但如果有高点,需要调整咬合。

二、操作步骤

(一) 进入窝沟封闭虚拟仿真教学系统

打开口腔数字化虚拟仿真训练设备的电源,开主机,登录后进入口腔预防模块中"窝沟封闭虚拟仿真教学系统"主页面(图 5 - 2 - 1)。

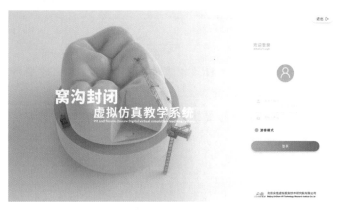

图 5 - 2 - 1　窝沟封闭虚拟仿真教学系统主页面

（二）进入基础理论学习模块

在左侧的栏目中选择【基础理论学习】，练习窝沟封闭术中器械的认知，以及牙体形态的认知（图 5 - 2 - 2）。

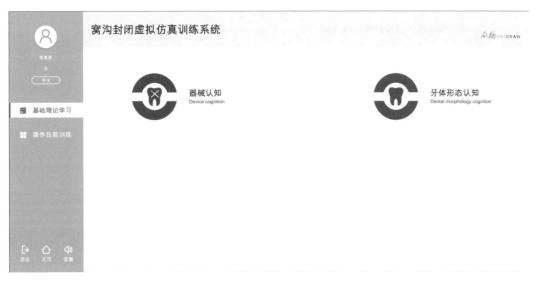

图 5 - 2 - 2 基础理论学习页面

（三）进入器械认知模块

点击【器械认知】，可看到口镜、探针、镊子、低速手机、光固化灯、三用喷枪、抛光杯、小棉棒、吸唾器，点击任一器械图标，右侧列出该器械的相关说明（图 5 - 2 - 3）。

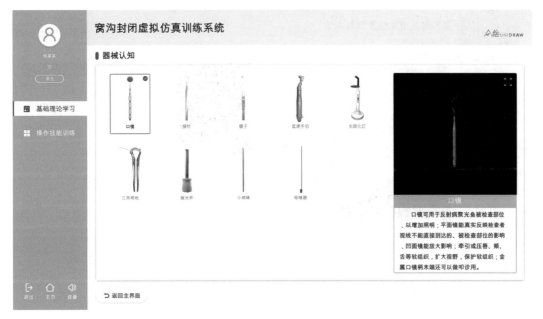

图 5 - 2 - 3 器械认知展示页面

（四）进入操作技能训练模块

在熟悉窝沟封闭所用的器械后，点击左侧栏目中的【操作技能训练】选项，进入【训练病例】模块（图 5 - 2 - 4）。

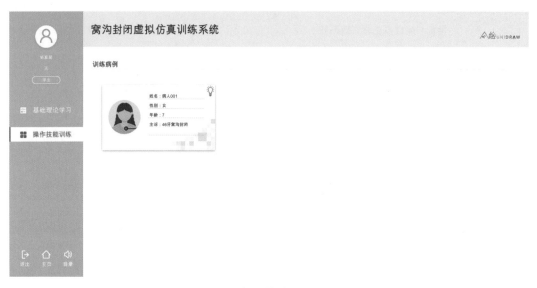

图 5 - 2 - 4 操作技能训练展示页面

1. 清洁牙面：首先选择用于清洁牙面操作步骤的器械（图 5 - 2 - 5）。选择慢速手机＋小毛刷，右手握持手柄，以邻牙作为支点，踩脚踏板，使慢速手机的小毛刷旋转，来回刷洗牙面（图 5 - 2 - 6）。刷洗完成后再使用三用枪水枪冲洗牙面（图 5 - 2 - 7）。

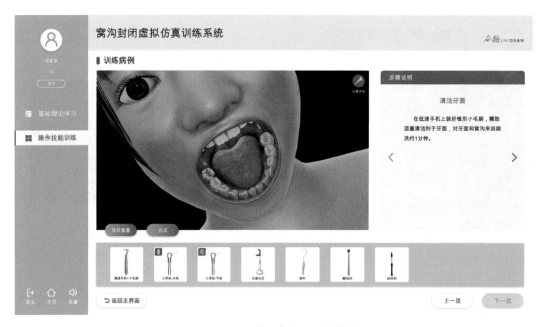

图 5 - 2 - 5 选用清洁牙面的器械

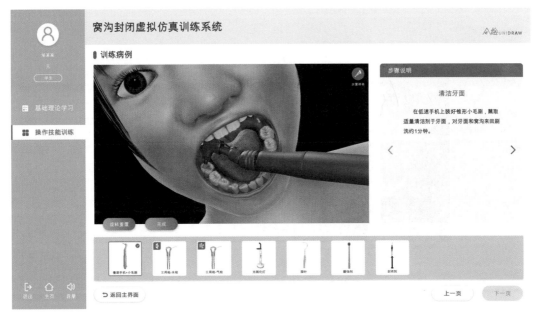

图 5-2-6　用低速手机清洁牙面

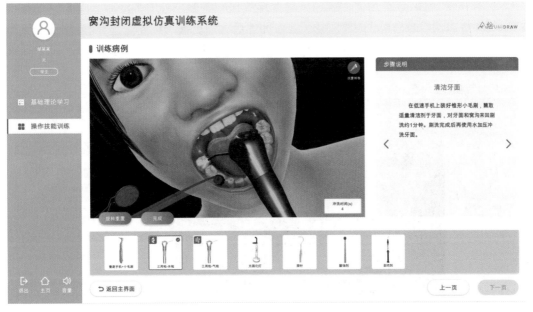

图 5-2-7　用三用枪冲洗牙面

2. 酸蚀：清洁牙面后，选择用于酸蚀操作步骤的器械。然后用小毛刷蘸上酸蚀剂，握持右手手柄，将小毛刷上的酸蚀剂轻轻地涂布在要封闭窝沟的牙面上。恒牙的酸蚀时间一般为 20～30 s(图 5-2-8)。

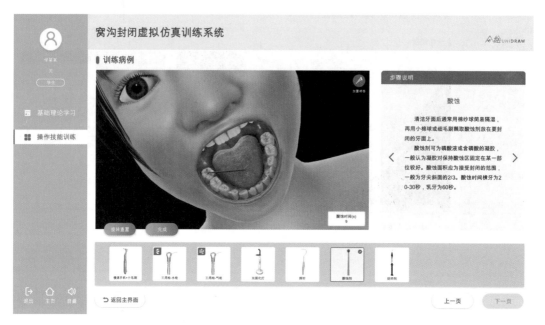

图 5-2-8 酸蚀牙面

3. 冲洗和干燥:选择用于冲洗和干燥操作步骤的器械。可用水枪加压冲洗牙面10～15 s,边冲洗边用吸唾器吸干(图 5-2-9)。冲洗后立即更换干棉卷隔湿,随后用无油无水的压缩空气吹干牙面约 15 s,使被酸蚀的牙面呈白垩色外观(图 5-2-10)。

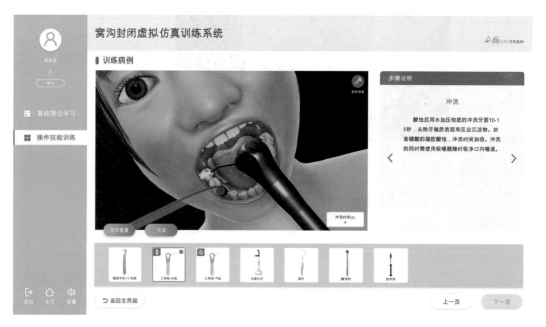

图 5-2-9 冲洗牙面

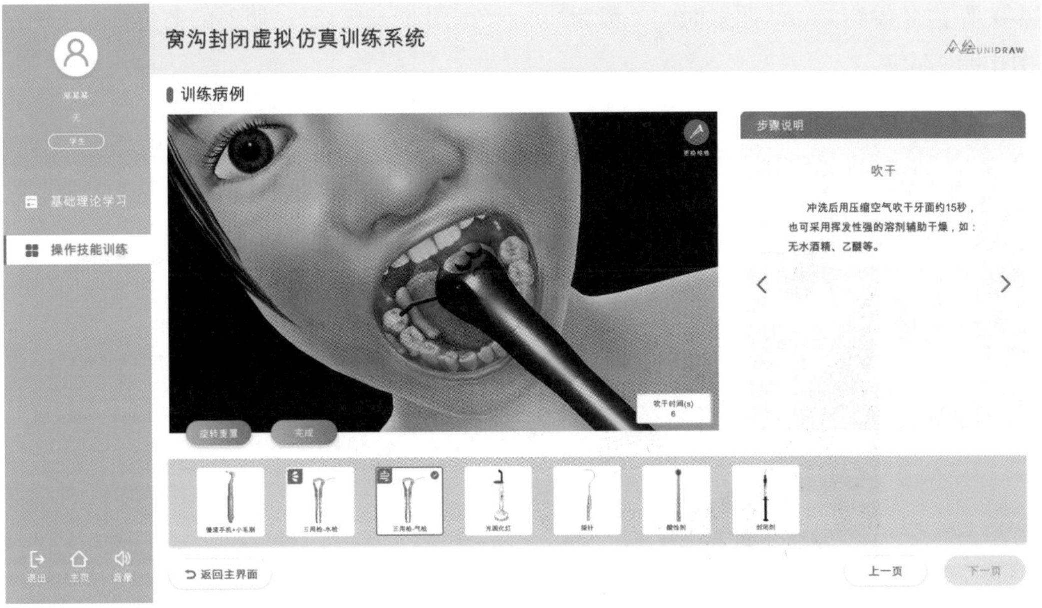

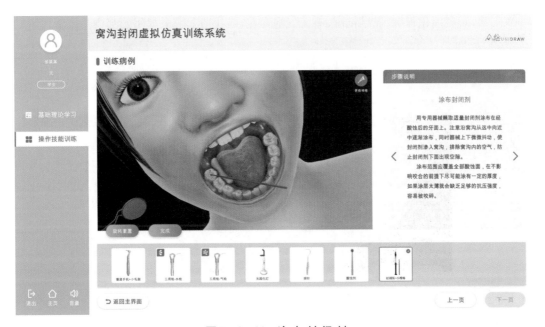

图 5-2-10 吹 干 牙 面

4. 涂布封闭剂：选择用于涂布封闭剂操作步骤的器械。将适量光固化封闭剂用小棉棒涂布在经酸蚀后的窝沟点隙处(图 5-2-11)，使封闭剂渗入窝沟，尽量使窝沟内的空气排出，防止因有空气存留造成封闭不全。在不影响咬合的情况下，封闭剂尽可能有一定的厚度。

图 5-2-11 涂 布 封 闭 剂

5. 固化：选择用于光照固化操作步骤的器械。涂布光固化封闭剂后，用可见光固化灯照射,距离牙尖约 1 mm,照射时间一般为 20~40 s(图 5-2-12)。照射的部位要大于涂布封闭剂的部位。

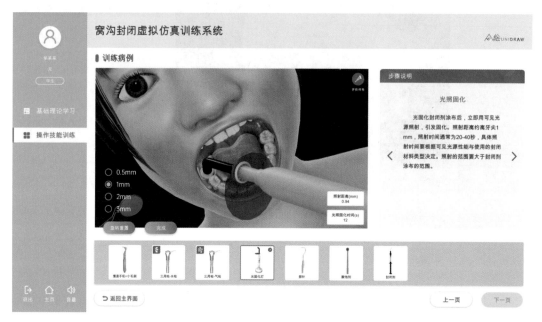

图 5-2-12 光照固化

6. 术后检查:选择用于术后检查操作步骤的器械。用探针进行术后的全面检查(图 5-2-13),观察固化程度、黏结情况、有无气泡存在,寻找遗漏或未封闭的窝沟并重新封闭。

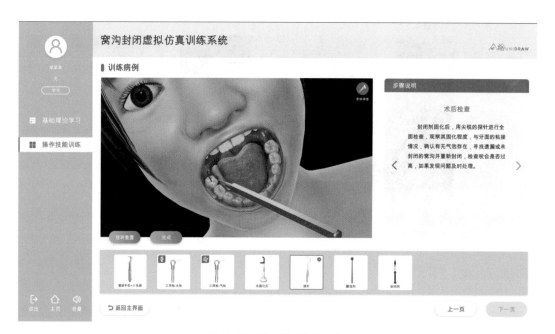

图 5-2-13 术后检查

（五）注意事项

1. 酸蚀步骤中，酸的用量要适当，不要溢出到口腔软组织，还要注意避免产生气泡。酸蚀面积应大于接受封闭的范围，一般为牙尖斜面 2/3。酸蚀时间一般恒牙为 20～30 s，乳牙酸蚀 60 s。

2. 涂布封闭剂时，如果涂层太薄就会缺乏足够的抗压强度，容易被咬碎，导致封闭剂脱落。如果封闭材料过多而影响咬合，需要调整。

3. 涂封闭剂时，应尽量避免气泡，防止封闭不严密，或者将来咀嚼磨损易造成封闭剂破碎。

三、评分标准

完成操作技能训练后，可通过【操作分析】对窝沟封闭术的操作过程进行评估。围绕窝沟封闭术中 6 个步骤的操作要点，逐项评分（表 5－2－1）。操作要点中红色内容表示操作中的失分点（图 5－2－14）。

表 5－2－1　窝沟封闭术的评分标准

操作步骤	操作要点	分值
清洁牙面	使用低速手机＋小毛刷清洁牙面	5
酸蚀	放置隔湿棉卷	10
	酸蚀面积一般为牙尖斜面 2/3	10
	酸蚀时间 20～30 s	10
冲洗	水枪加压冲洗 10～15 s	10
	冲洗后更换隔湿棉卷	5
吹干	吹干牙面 15 s，酸蚀牙面呈白色雾状外观	10
涂布封闭剂	使封闭剂渗入窝沟，使窝沟内空气排出	10
	封闭材料覆盖酸蚀面	10
光照固化	照射距离约距离牙尖 1 mm	5
	固化时间 20～40 s	10
检查	检查固化程度、黏结情况、有无气泡，有无遗漏或未封闭的窝沟等	5

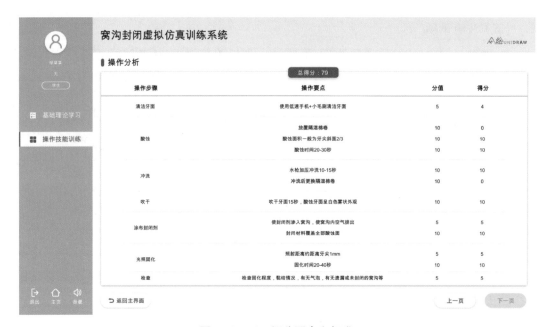

图 5 - 2 - 14　评分要点和标准

下/篇

口腔 MR 系统下虚拟仿真实训

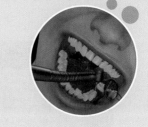

第六章

口腔 MR 系统的基础操作

教学 目的

掌握正确的坐姿、手脚协调性训练、支点的寻找、双手协调操作、患者体位。

教学 时数

1 课时。

教学 内容

1. 熟悉硬件操作,包括头模调节,坐姿调节。

2. 模拟训练临床操作前的软件操作部分。

一、要点讲解

1. **体位准备：**

(1) 医师体位：位于头模椅的右前方或右后方,取坐位,脚底平放于地面,大腿下缘和双肩与地面平行,背部(脊柱、脖颈)挺直,头略前倾,肘关节高度与头模口腔高度在同一个平面上。

(2) 头模体位：调节头模椅,仰卧位,使头模口腔与医师肘部在同一高度,检查上颌牙时,使上颌𬌗平面与地面成 45°～90°角;检查下颌牙时,使下颌𬌗平面尽量与地面平行。

2. **器械准备：**包括高速手机头、车针和三用枪。常用的车针有涡轮裂钻、球钻等。

3. **登录系统、视场调节、精度验证：**进入登录页面→点击视场调节→调节成功标志为梯形图案为绿色(调节失败为红色,还需调试直至绿色)→精度验证→合格后进入牙体预备。

二、操作步骤

1. 开机并连接定位器：如图 6-1-1 所示。

(1) 启动电脑开关。

(2) 启动导航仪开关。

(3) 连接手机定位器。

(4) 连接牙模定位器。

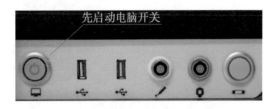

(a)

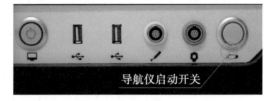

(b)

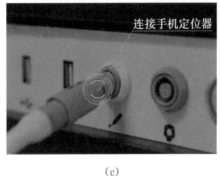

(c)

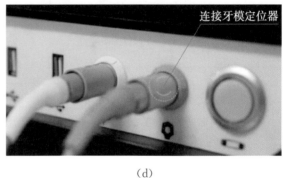

(d)

图6-1-1 开机并连接定位器

(a)电脑开关;(b)导航仪开关;(c)手机定位器;(d)牙模定位器

2. 调节头模椅位:

(1) 踩下脚踏板右边的按钮调整头模的肩体高低(图6-1-2)。

(2) 逆时针旋转头颈部黑色按钮,可调节头模左右/俯仰旋转,到位后顺时针旋转黑色按钮固定头模(图6-1-3)。

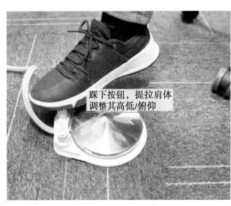

图6-1-2 脚 踏 板

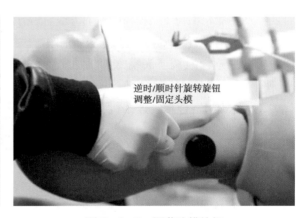

图6-1-3 调节头模按钮

3. 学生登录:

(1) 进入电脑登录页面,登录学生账号(图6-1-4)。

(2) 进入选择作业页面(图6-1-5)。

(3) 选择所分配的作业(图6-1-6和图6-1-7)。

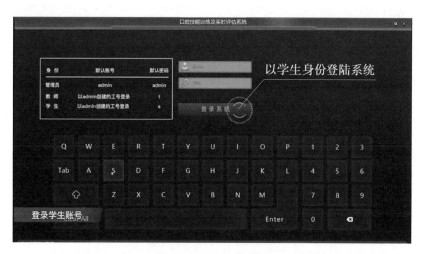

图 6-1-4 账号登录

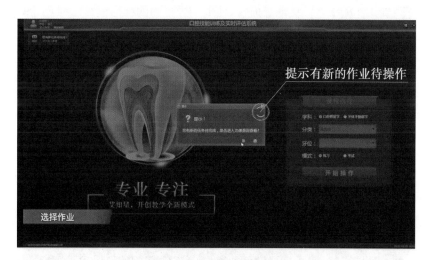

图 6-1-5 作业提示页面

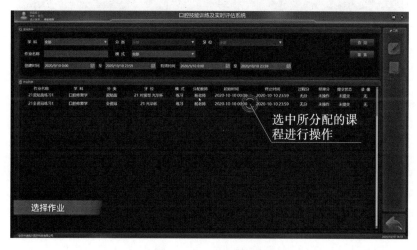

图 6-1-6 作业显示页面

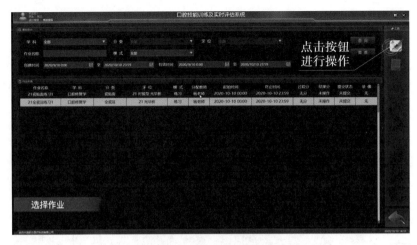

图 6-1-7 作业选择页面

4. 视场调节：椅位固定后，移动导航仪，使电脑屏幕内的梯形框显示绿色（图 6-1-8）。

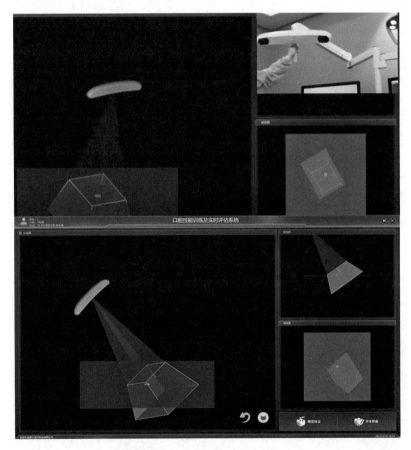

图 6-1-8 视 场 调 节

5. 精度验证：以操作 11 牙位为例（图 6-1-9）。

（1）拔除邻牙 12 和 21 牙位（精度验证应在无邻牙的情况下进行）。

（2）在高速手机上安装校准钻。

（3）使用校准钻的柄在 11 牙位的每个牙面轻轻滑动 3~4 次，点击验证。

（4）验证合格后，点击数据保存。如果不合格，点击重置，重新验证。

（5）校准合格后，进入牙体预备。

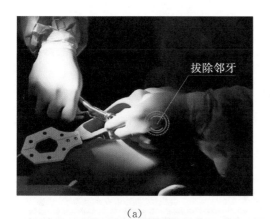

（a）

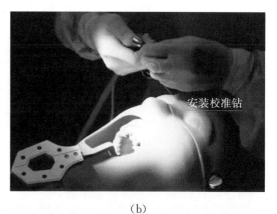

（b）

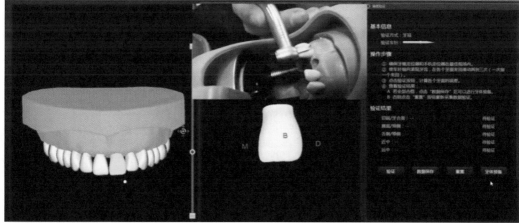

（c）

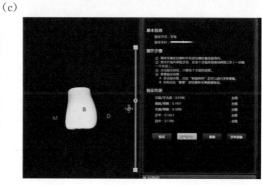

（d）　　　　　　　　　　　　　　　　　（e）

图 6-1-9 牙体验证

（a）拔出邻牙；（b）安装验证车针；（c）牙齿验证；（d）重新验证；（e）牙体预备

6. 注意事项：

（1）椅位固定后方可进行视场调节，视场调节后不能再移动头模。

（2）精度验证后，注意要保存数据。

（3）操作时注意姿势，不要将导航仪挡住，以免影响操作。

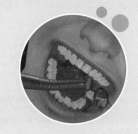

第七章

口腔 MR 系统下牙体洞型的制备

一、要点讲解

    1. 选择正确的车针,从 36 牙位近中边缘嵴扩张洞口,切削深度<0.5 mm。

    2. 去除龋坏组织:要求去除示意图中所有绿色标记部分,即去净龋坏组织(图 7-1-1)。

    3. 邻面预备要求:如图 7-1-2 所示。

    (1) 36 牙位近中面的接触区偏颊侧,所以邻面洞整体也偏颊侧。颊舌壁应越过接触区,达自洁区,扩展至颊舌楔状隙。扩展程度与邻面突度有关:邻面突度大、接触区小,则颊舌楔状隙大、扩展小;反之,邻面突度小,则扩展多。36 牙位近中邻面突度较小,所以需做一定的扩展至自洁区。由于 36 牙位近中面的接触区偏颊侧,所以

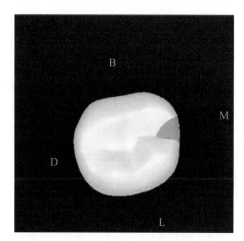

图 7-1-1 标准 36 牙

其舌楔状隙比颊楔状隙长而宽,与邻牙较早脱离接触,游离面也较宽,因此舌侧可以减少扩展。扩展时需注意对邻牙的保护,系统中会识别邻牙的切削程度,根据不同情况进行

扣分。

（2）龈壁位置：龋坏去净后到达接触点龈方1～1.5 mm。若此时龈壁已经与邻牙脱离接触，则无须再向龈方扩展；若龈壁制备不平整，操作系统会显示呈锯齿状。

（3）颊舌壁略向𬌗方聚合，形成龈方大于𬌗方的梯形，防止𬌗方移位。

（4）邻面洞深应为1.0～1.5 mm，颊壁、舌壁和龈壁的釉质壁部分应顺釉质方向，略向外敞开，防止形成无基釉。若预备过深，操作系统显示预备牙体呈红色，提示已进入危险区域（图7-1-3）。

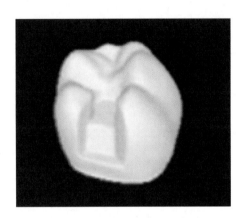

图7-1-2 标准洞形

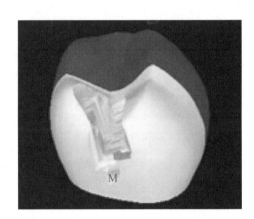

图7-1-3 危险区域

（5）为了增加邻面与𬌗面连接部的抗力，除了轴髓线角应圆钝外，可将轴壁略向髓壁倾斜，这样可增加轴髓线角处的充填体厚度，以抗衡剪切力。

4. 𬌗面洞部分：

（1）𬌗要制作鸠尾洞形：制作鸠尾时，形态应依据𬌗面解剖而设计，大小与邻面洞口宽度相适应。峡部放在颊舌牙尖之间，宽度一般为两牙尖距离的1/4～1/3，峡部与邻面边缘嵴洞口宽度的适宜比例为1/2～2/3。鸠尾峡部如果制备不明显，系统将无法识别鸠尾的位置。因此，峡部制备时要掌握宽度。

（2）鸠尾峡部与邻𬌗面台阶的位置关系：峡部应位于台阶轴髓线角的靠牙中线一侧，不能使峡部与轴髓线角处于同一垂直平面上，以免此处应力过于集中，造成充填体自峡部折断。

二、操作步骤

（一）扩张洞口

1. 车针选择：选择裂钻（SF-41）（图7-1-4）。

2. 预备方法：执笔式握持手机，无名指作为支点。从36牙𬌗面近中边缘嵴钻入邻面；钻至釉牙本质界下0.2～0.5 mm处（图7-1-5）。

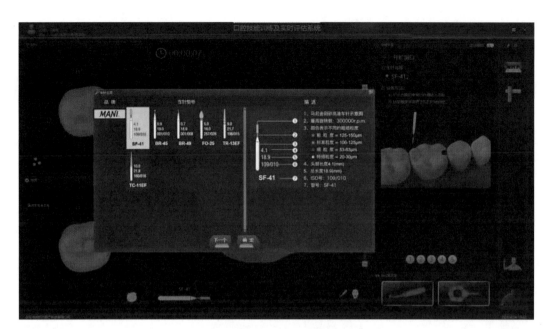

图 7-1-4 车 针 选 择

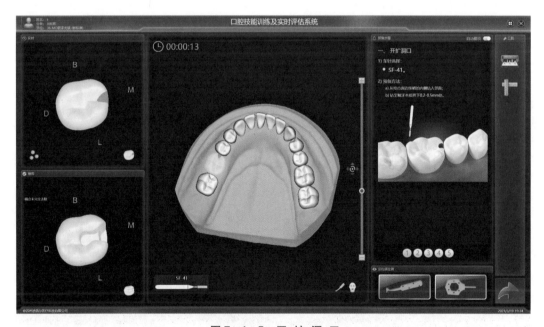

图 7-1-5 开 扩 洞 口

(二) 去净龋坏

1. 车针选择:选择裂钻(SF-41)(图 7-1-6)。

2. 预备方法:去净牙体中绿色的龋坏组织和薄弱的牙体组织。

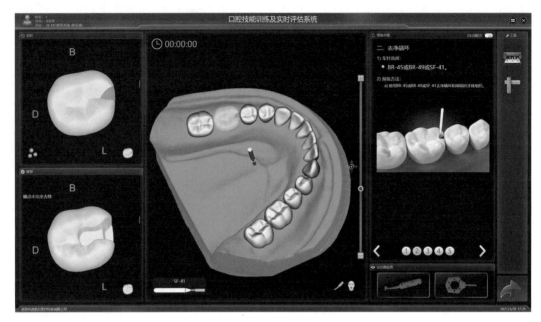

图 7 - 1 - 6 去除龋坏

（三）邻面洞制备

如图 7 - 1 - 7 所示。

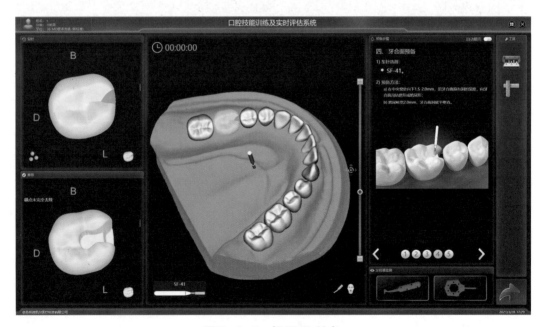

图 7 - 1 - 7 邻面洞制备

1. 车针选择：选择裂钻（SF - 41）。

2. 预备方法：从 36 牙位近中邻面边缘嵴内侧进入，邻面洞形逐渐向龈方加深。钻磨到触点龈方 1～1.5 mm 或者釉牙骨质界殆方 1.0 mm 处,使车针与牙长轴平行,再向颊、舌方向钻磨扩展,形成的颊壁、舌壁应越过接触区到达自洁区,颊侧扩展多,舌侧扩展少。邻面形成龈方大于殆方的梯形固位形。邻面龈壁宽度为 1.0～1.5 mm。

（四）殆面洞制备

如图 7-1-8 所示。

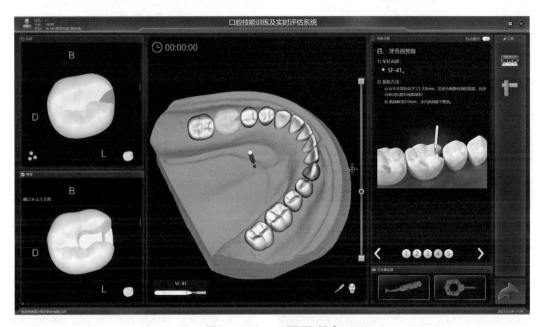

图 7-1-8 殆面洞制备

1. 车针选择:裂钻(SF-41)。

2. 预备方法:36 牙位殆面中央窝处向下 1.5～2.0 mm(釉牙本质界下 0.2～0.5 mm),沿殆面原有洞的深度,向殆面颊舌尖之间沟钻磨形成鸠尾;鸠尾峡位于颊舌尖之间,宽 2.0 mm(或颊舌牙尖间距 1/4～1/3),殆面洞底平壁直。

（五）精修完成

如图 7-1-9 所示。

1. 车针选择:TR-13EF 或 TC-11EF。

2. 预备方法:全面检查窝洞的外形、大小、深度、点、线角、洞壁的情况。检查洞缘、洞底等部位是否符合要求;若有欠缺,应进一步修整。

（六）实时回看操作录像,指导操作

1. 每个操作步骤完成后,均可点击右下角按钮,查看系统实时评价结果。结果评分中,针对预备情况从龋坏是否去净、洞形、洞深、鸠尾等方面进行评价,学生可根据备洞要求以及扣分项进行即时调整(如:龋坏部分扣除 10 分,说明尚未去龋,并且对洞形的各个壁的制备也存在不足等)(图7-1-10和图7-1-11)。

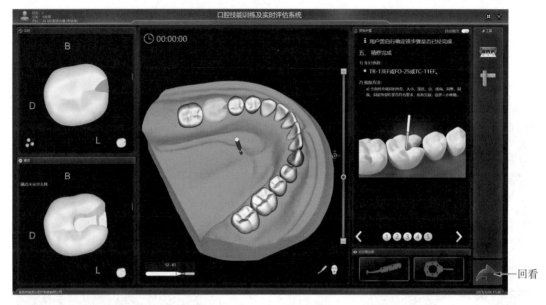

图7-1-9 精 修

过程评估		
评估项	评价	扣分
实际备牙顺序[开扩洞口]与指导顺序[开扩洞口]->去净龋...	不一致,符合率20.00%	40.0
开扩洞口中车针使用	正确	0.0
去净龋坏中车针使用	错误	10.0
邻面预备中车针使用	错误	10.0
牙合面预备中车针使用	错误	10.0
精修中车针使用	错误	10.0

图7-1-10 过 程 评 估

结果评估		
评估项	临床要求	扣分
龋坏	去净龋坏	10.0
洞形	略向牙合面聚拢的梯形	5.0
洞深	洞深1.5-2.5mm	0.0
洞壁、洞角	底平壁直,点线角清楚,洞缘线圆缓流...	3.0
龈壁	位置:位于颈部(轴牙骨质)上1.0-1.5...	2.7
颊、舌侧壁	舌侧髓轴线接近直角;颊、舌侧缘位...	4.7
轴壁	轴壁:>2.0mm,龈方>牙合方	2.6
鸠尾峡部	位置:位于髓壁上方,近中颊尖与中...	0.9

图7-1-11 结 果 评 估

鼠标拖动空心圆点,可在矢状面上查看已预备的颊舌部分与标准洞型的差距,可在冠状面查看已预备的近远中向部分,随后根据差距进行调整。图标右侧的刻度尺按钮可测量距离,即学员可通过刻度尺测量自己制备的形态与标准形态的距离,这样可以更客观地帮助学员找到问题所在(图7-1-12)。

2. 点击返回键,重新进入操作页面,根据系统评价结果实时调整进行再次牙体

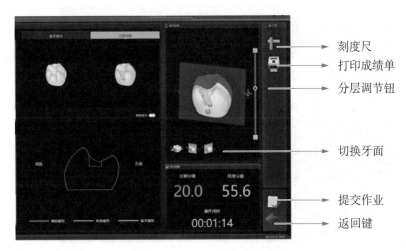

图 7-1-12　作业提交页面

刻度尺
打印成绩单
分层调节钮
切换牙面
提交作业
返回键

预备。

3. 完成作业后,点击作业提交键,完成洞型制备过程,教师可点击【打印机】按钮,打印成绩单。

(七) 提交后回看

1. 点击任务栏,选择功课查询(图 7-1-13)。

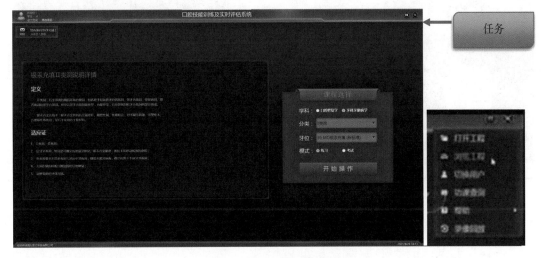

图 7-1-13　课程查询

2. 点击已完成课程,点击录像回放键(图 7-1-14)。

3. 进入页面,查看洞形制备操作全过程(图 7-1-15)。

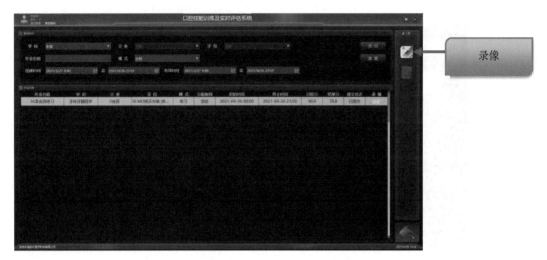

录像

图 7-1-14 选 择 任 务

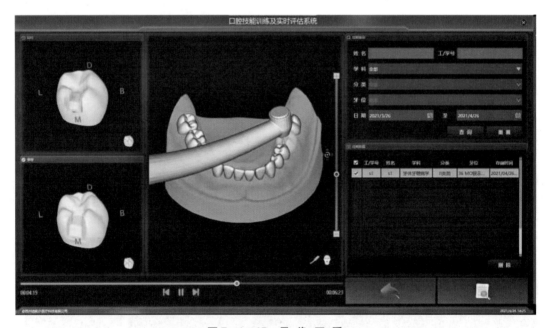

图 7-1-15 录 像 回 看

三、Ⅱ类洞(邻𬌗洞)型制备标准评价

(一)过程考核

如表 7-1-1 所示。

1. 车针使用考核:在操作过程中,根据提示及时选择并更换车针。每一步如果没有点击更换车针,则系统默认扣分。因此,每一步进行前均需要点击更换车针。

表 7 - 1 - 1　过程评分(满分 100)

步骤	车针使用		预备步骤	
	正确	错误	正确	错误
1. 扩张洞口	10	0	10	0
2. 去净龋坏	10	0	10	0
3. 邻面预备	10	0	10	0
4. 牙𬌗面预备	10	0	10	0
5. 精修完成	10	0	10	0

2. 预备步骤考核:Ⅱ类洞型的预备过程中,需先进行邻面制备再进行𬌗面制备,颠倒顺序会扣分。

(二)结果考核

1. 完成龋坏部分的清除,原则是保护牙髓、邻牙以及牙龈组织。

2. 对窝洞基本结构的考核,包括洞形、洞深、洞壁的考核。

3. 对于窝洞抗力形和固位形的考核,包括洞形、洞深、鸠尾的位置和形态。

具体如图 7 - 1 - 16 和表 7 - 1 - 2 所示。

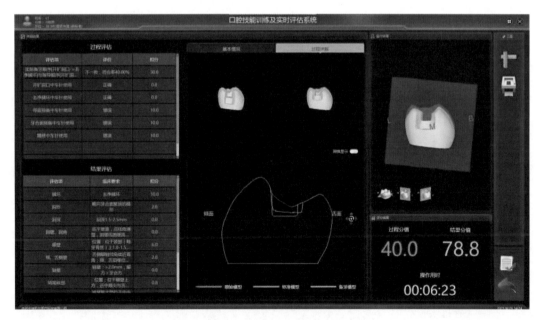

图 7 - 1 - 16　考 核 结 果

表 7-1-2　结果评分(满分 100)

项目		等级			
		优秀	合格	不合格	严重错误
龋坏	标准	去除干净	未去除干净		
	分值	10 分	0 分		
洞形	标准	略向殆面聚拢的梯形	垂直于殆面的梯形	矩形	无明显形状
	分值	6～5 分	4～3 分	2～1 分	0 分
洞深	标准	1.5～2.5 mm	2.5～2.8 mm 或 1.2～1.5 mm	1.0～1.2 mm 或 2.8～3.0 mm	<0.5 m 或>3.0 mm
	分值	6～5 分	4～3 分	2～1 分	0 分
洞壁、洞角	标准	底平壁直,点线角清楚,洞缘线圆缓流畅,去除无基釉	洞底、洞壁、点线角、洞缘线需微量调改,去除无基釉	洞底、洞壁、点线角、洞缘线需少量调改,有少许无基釉	洞底、洞壁、点线角、洞缘线需经大量调改,有较多无基釉
	分值	6～5 分	4～3 分	2～1 分	0 分
龈壁	标准	位于颈部(釉牙骨质)上1.0～1.5 mm;宽1.2～1.5 mm;龈壁平直	位于颈部(釉牙骨质)上 0.5～1.0 mm;宽 0.7～1.2 mm 或 1.5～2.0 mm;龈壁需微量调改	位于颈部(釉牙骨质)下0.5～1.0 mm或上1.5～2.0 mm;宽度>2.0 mm或<0.7 mm;龈壁需少量调改	位于颈部(釉牙骨质)下1.0～1.5 mm或上2.0～2.5 mm;宽度>2.5 mm或<0.5 mm;龈壁需大量调改
	分值	6～5 分	4～3 分	2～1 分	0 分
颊、舌侧壁	标准	龈轴线角接近直角;颊、舌洞缘位于外展隙内	龈轴线角<80°或>100°;颊、舌洞缘需微量调改	龈轴线角<60°或>120°;颊、舌洞缘需少量调改	龈轴线角<30°或>150°;颊、舌洞缘需大量调改
	分值	6～5 分	4～3 分	2～1 分	0 分
轴壁	标准	轴壁:>2.0 mm,龈方>殆方	轴壁:1.5～2.0 mm,龈方>殆方	轴壁:1.0～1.5 mm,龈方=殆方	轴壁:<1.0 mm,龈方<殆方
	分值	6～5 分	4～3 分	2～1 分	0 分
鸠尾位置	标准	鸠尾膨大部位于中央窝,保留远中颊尖与舌尖的三角嵴	鸠尾膨大部位置需微调,基本保留远中颊尖与舌尖的三角嵴	鸠尾膨大部位置需少量调改,远中颊尖与舌尖的三角嵴有较大破坏	鸠尾膨大部位置需大量调改,远中颊尖与舌尖的三角嵴磨除严重
	分值	8 分	6～4 分	3～1 分	0 分

（续表）

项目		等级			
		优秀	合格	不合格	严重错误
鸠尾峡部	标准	位置：位于髓壁上方；颊舌间距：2.0 mm	位置：需微量调改；宽度：颊舌间距1.5~2.0 mm或2.0~2.5 mm	位置：需少许调改；宽度：颊舌间距1.0~1.5 mm或2.5~3.0 mm	位置：大量调改；宽度：颊舌间距<1.0 mm或>3.0 mm
	分值	10分	8~6分	4~1分	0分
牙髓组织	标准	距穿髓尚有1.2~1.5 mm	距穿髓尚有1.0~1.2 mm	距穿髓尚有0.8~1.0 mm	穿髓或<0.5 mm
	分值	20分	15~10分	6~8分	0分
邻牙损伤	标准	无	微量(0.5 mm)，可以通过牙釉质抛光去除	少量（0.5~1.0 mm）	严重(>1.5 mm)
	分值	8分	6~4分	3~1分	0分
牙龈损伤	标准	无损伤	微量(0.5 mm)	少量（0.5~1.0 mm）	严重(>1.5 mm)
	分值	8分	6~4分	3~1分	0分

注：颊舌间距为近中颊尖与舌尖之间的宽度。

四、注意事项

1. 实际所用车针应与系统中选择一致。
2. 车针必须安装到位。
3. 制备过程中，不要遮挡定位系统。
4. 精度验证通过后，请勿移动头模。

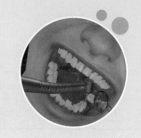

第八章

口腔 MR 系统下前牙烤瓷冠的制备

> **教学目的**
>
> 1. 掌握前牙烤瓷冠预备的基本原则。
> 2. 掌握 MR 下前牙烤瓷冠牙体制备的方法和步骤。
> 3. 掌握 MR 下前牙烤瓷冠牙体制备的评估结果与操作调整方法。
>
> **教学时数**
>
> 4 课时。
>
> **教学内容**
>
> 11 牙位烤瓷熔附金属全冠的牙体制备。

一、要点讲解

1. 选择正确的车针,按照切缘、唇面、邻面、舌面(舌轴面和舌窝)、颈部和精修的顺序进行牙体预备。磨除量合适时系统界面虚拟牙显示黄色,过量时显示红色(图 8-1-1)。

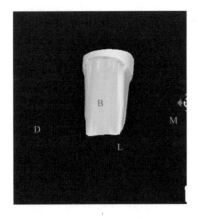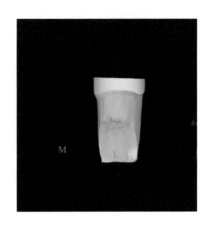

B—唇面;L—舌面;D—远中邻面;M—近中邻面

图 8-1-1 烤瓷冠牙体制备

2. 切缘:预备出 2 mm 的间隙,上前牙切缘预备成与牙长轴成 45°角且向腭侧形成小斜面,近远中方向需与牙弓平行。

3. 唇面:按牙体的外形表面均匀磨除 1.2～1.5 mm 的牙体组织,近切端适当内收,保证瓷层厚度。

4. 邻面:首先去除邻面倒凹,预备出金瓷修复间隙并保证颈部肩台宽度,保持邻面适当的切向聚合度 2°～5°。注意不能损伤邻牙,系统会识别邻牙的切削程度,根据不同情况进行扣分。

5. 舌面:分为舌轴面和舌窝两个制备面。若舌面不覆盖瓷,预备出金属的修复间隙即可;若金瓷覆盖需制备金属和瓷层的空间,一般舌侧需磨除 0.8～1.5 mm,舌轴面需与唇面颈部形成 2°～5°聚合度,增加全冠的固位力。预备时尽量在口镜下完成,直视下可能干扰虚拟信息的采集。

6. 颈部:为了美观,唇侧肩台位置一般放在平龈缘或龈下 0.5 mm,该系统建议平齐龈缘放置。烤瓷冠一般选择直角肩台和浅凹型肩台,该系统设定为唇面和邻面肩台为直角肩台,舌面为浅凹形肩台。

7. 牙体制备完成后必须无倒凹,在各个咬合位置均有足够的修复间隙,表面光滑圆钝无尖角且肩台连续一致(图 8-1-2)。

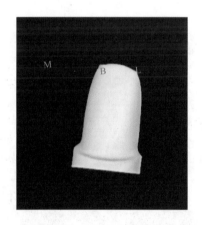 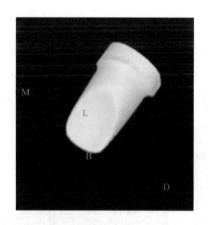

B—唇面;L—舌面;D—远中邻面;M—近中邻面

图 8-1-2 烤瓷冠牙体制备完成

二、操作步骤

(一) 切端预备

1. 车针选择及牙体预备量:选择 TR-13 或 TF-13 车针,牙体预备量为 2 mm(图 8-1-3)。

2. 预备方法:

(1) 先在切端预备 2～3 个深 1.5 mm 的深度指示沟(图 8-1-4)。

(2) 均匀磨除指示沟之间的牙体组织,形成均匀平滑的切端预备形态,与牙长轴成 45°角且向腭侧形成小斜面。

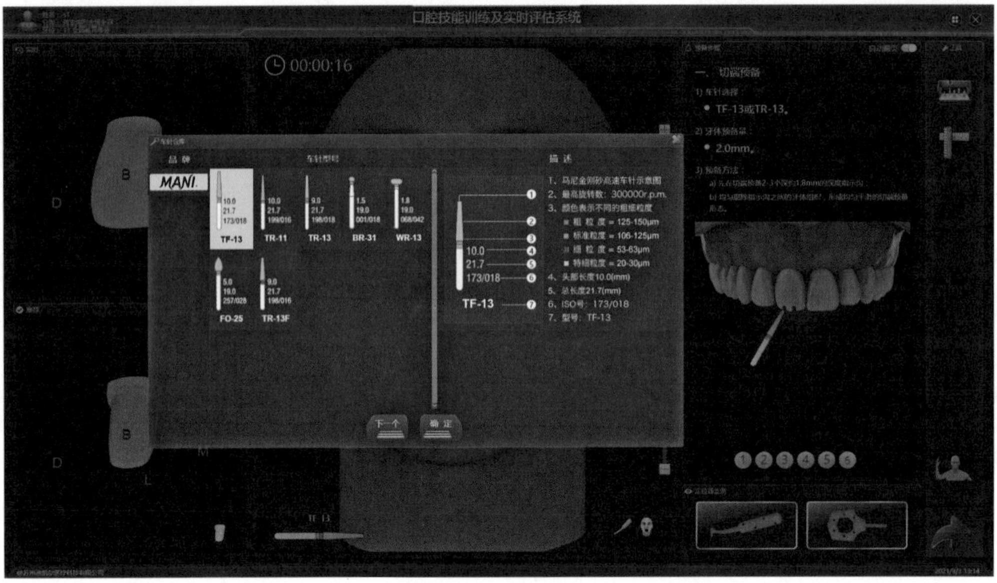

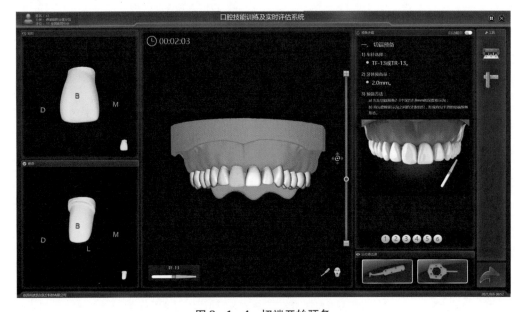

图 8-1-3 切端预备车针 TF-13 的选择

图 8-1-4 切端开始预备

(二) 唇面预备

1. 车针选择及牙体预备量:选择 TR-13 或 TF-13 车针,牙体预备量为 1.2~1.5 mm(图 8-1-5)。

2. 预备方法:

(1) 用 TR-13 在切端部分(2/3)和龈端部分(1/3)两个平面各制备 2~3 条指示沟,深度为 1.1~1.3 mm。

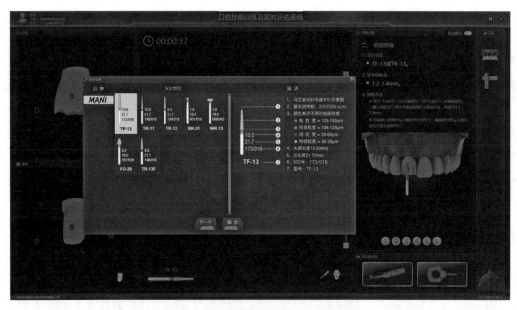

图 8-1-5　唇面预备车针 TF-13 的选择

（2）切端部分磨除时应与解剖外形相平行，龈端部分则应与就位道或牙体长轴相平行。注意切端内收少许。磨除时应观察虚拟牙颜色的改变，变为黄色为合适（图 8-1-6）。

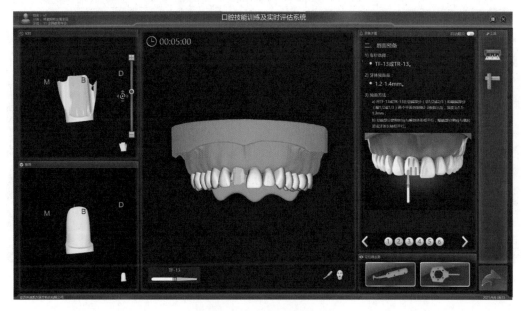

图 8-1-6　唇面的预备

（三）邻面预备

1. 车针选择及牙体预备量：选择 TR-11 和 TR-13 车针，牙体预备量为 1.8～2.0 mm（图 8-1-7 和图 8-1-8）。

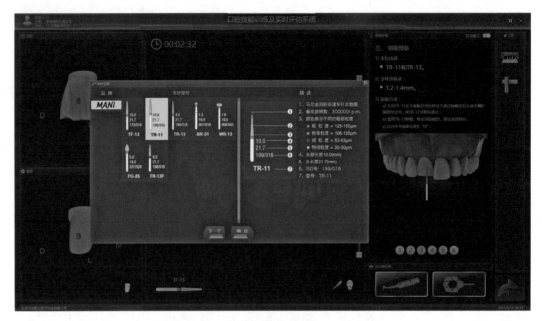

图 8-1-7　邻面预备车针 TR-11 的选择

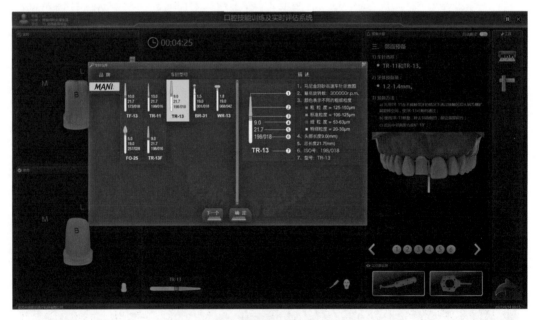

图 8-1-8　邻面预备车针 TR-13 的选择

2. 预备方法：

（1）先用 TR-11 在不接触邻牙的情况下通过接触区后从唇舌侧扩展磨除空间，使 TR-13 可顺利通过。

（2）使用 TR-13 修整，除去邻面倒凹，保证颈部肩台。

（3）近远中邻面聚合度为 2°～5°。制备达到要求，若学员采用的是自动跳转模式，系统会自动跳到下一步(图 8-1-9)。

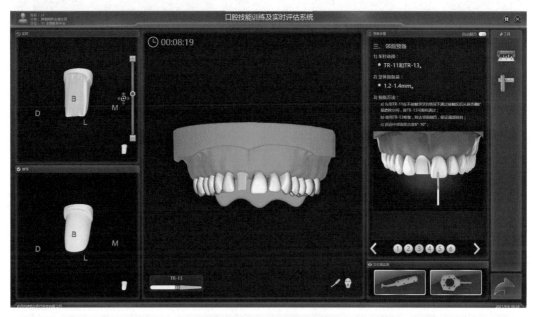

图 8-1-9　邻面预备完成

(四) 舌面预备

1. 车针选择及牙体预备量:选择 BR-31、FO-25 和 TR-13 车针,牙体预备量舌面窝为 0.7~1.0 mm、舌轴面为 0.5 mm(图 8-1-10~图 8-1-12)。

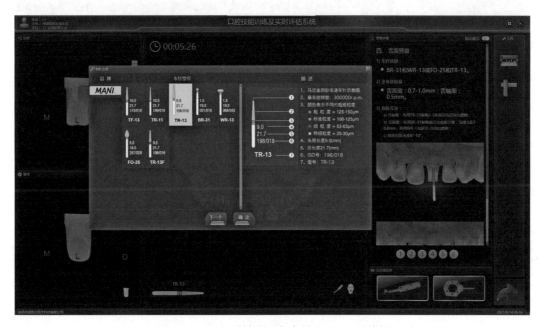

图 8-1-10　舌轴面预备车针 TR-13 的选择

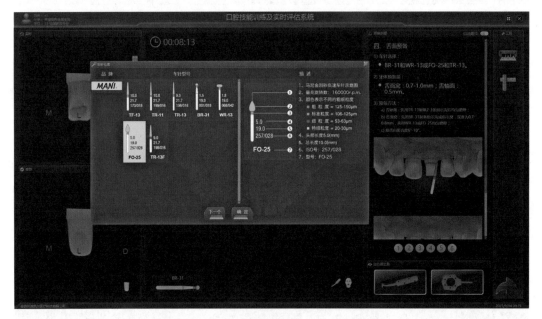

图 8‑1‑11　舌窝预备车针 BR‑31 的选择

图 8‑1‑12　舌窝预备车针 FO‑25 的选择

2. 预备方法:

(1) 舌轴面:用 TR‑13 制备 2～3 条 0.4～0.5 mm 深的指示沟并均匀磨除(图 8‑1‑13)。

(2) 舌面窝:用 BR‑31 制备指示窝,深度为 0.7～0.8 mm,再用 FO‑25 均匀磨除。

(3) 颊舌向聚合度为 2°～5°。

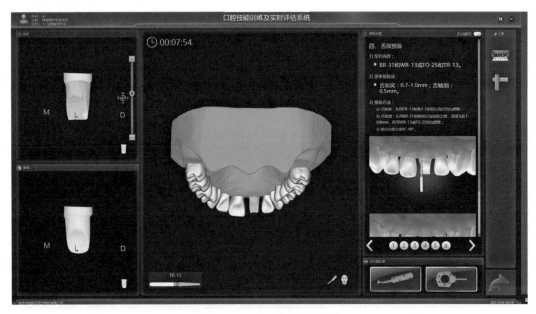

图 8-1-13　舌面预备完成

（五）肩台预备

1. 车针选择及牙体预备量：位置平齐龈缘。唇邻面选择 TF-13 车针，牙体预备宽 1.0 mm；舌面选择 TR-13 车针，牙体预备宽 0.5 mm（图 8-1-14 和图 8-1-15）。

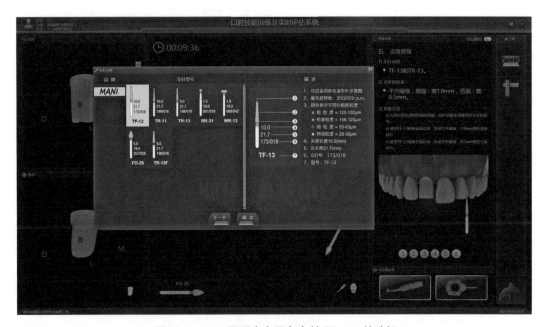

图 8-1-14　唇面肩台预备车针 TF-13 的选择

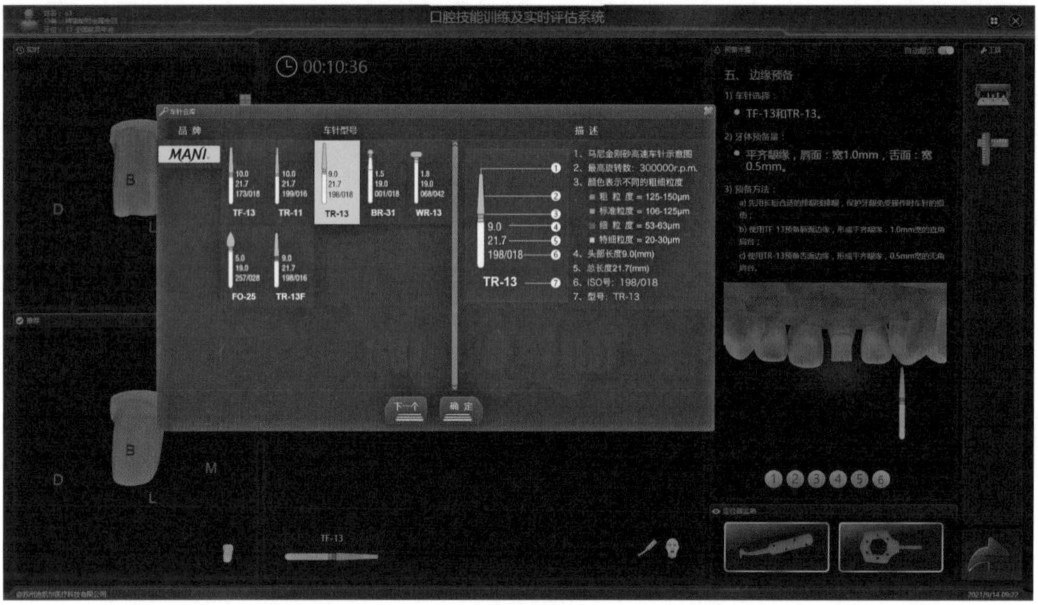

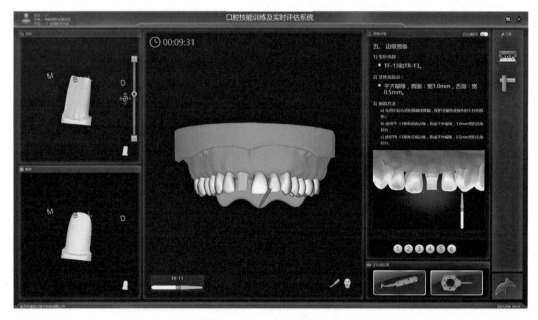

图 8 - 1 - 15　舌面肩台预备车针 TR - 13 的选择

2. 预备方法:尽量不要损伤人工牙龈,损伤后会影响下次系统评分。

(1) 使用 TF - 13 预备唇邻面边缘,形成平齐龈缘 1.0 mm 宽的直角肩台。

(2) 使用 TR - 13 预备舌面边缘,形成平齐龈缘 0.5 mm 宽的浅凹肩台(图 8 - 1 - 16)。

图 8 - 1 - 16　肩台预备完成

（六）精修完成

1. **车针选择及牙体预备量**：选择 TR-13F 车针，仅修整和磨光（图 8-1-17）。

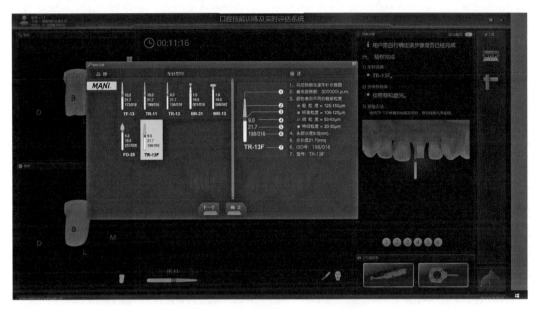

图 8-1-17　精修车针 TR-13F 的选择

2. **预备方法**：使用 TR-13F 修整各轴面及肩台，使各线角光滑连续。该系统仅提供 TR-13F 车针进行精修，唇侧肩台最好采用 TF-13F 车针，舌窝区域最好采用火焰型车针精修抛光（图 8-1-18）。

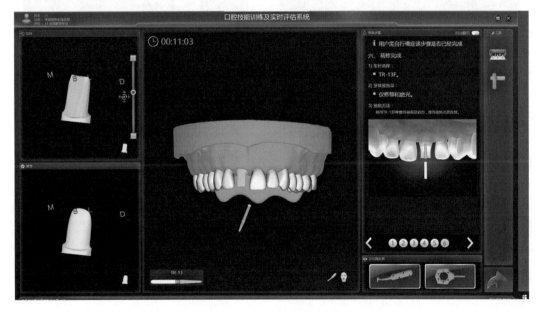

图 8-1-18　精 修 完 成

（七）实时回看操作录像，指导操作

1. 每个操作步骤完成后，均可点击右下角按钮，查看系统实时评价结果。结果评分中，针对预备情况牙体制备的量、位置和形态等方面进行评价，学生可根据临床要求以及扣分项进行及时调整（图 8-1-19 和图 8-1-20）。

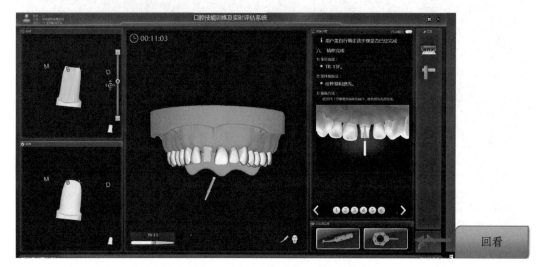

图 8-1-19 牙备制备回看功能

过程评估		
评估项	评价	扣分
实际备牙顺序[屑面预备->切端预备->邻面预备->舌面预...	不一致，符合率66.67%	16.0
切端预备中车针使用	正确	0.0
屑面预备中车针使用	正确	0.0
邻面预备中车针使用	正确	0.0
舌面预备中车针使用	错误	5.3
边缘预备中车针使用	错误	4.0
精修中车针使用	正确	0.0

结果评估		
评估项	临床要求	扣分
切端预备	预备量: 2.0-2.5mm	0.0
屑面预备	预备量: 1.2-1.4mm	0.0
邻面预备	预备量: 1.0-2.0mm	1.0
舌轴面预备	预备量: 0.5mm	1.1
舌隆突预备	预备量: 0.7-1.0mm	0.0
唇侧肩台位置	平齐龈缘	0.7
唇侧肩台形态	直角肩台，宽1.0mm，连续且窄...	2.5
舌侧肩台位置	平齐龈缘	2.3

图 8-1-20 牙体制备过程和结果评分详情

可以点击切换牙面，从矢状面上查看已预备的颊舌部分与标准牙备模型的差距，从冠状面查看已预备的近远中向部分，随后根据差异进行相应调整（图 8-1-21）。

2. 点击【返回】键，重新进入操作页面，根据系统评价结果实时调整进行再次牙体预备（图 8-1-21）。

3. 完成作业后，点击【作业提交】键，完成牙体制备过程，打印成绩单（图 8-1-22）。

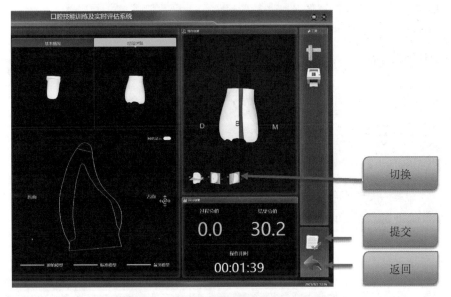

图 8-1-21 切换牙面进行对比查看

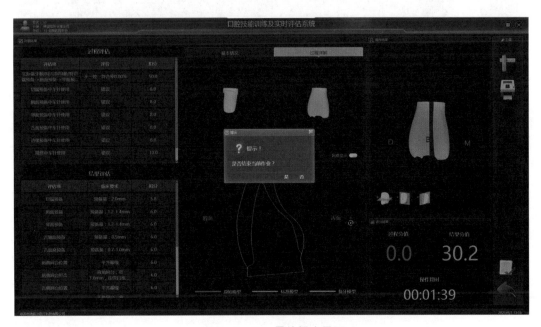

图 8-1-22 最终提交界面

(八) 提交后回看

1. 点击【已完成课程】,点击【录像回放】键(图 8-1-23)。

2. 进入页面,查看预备全过程(图 8-1-24)。

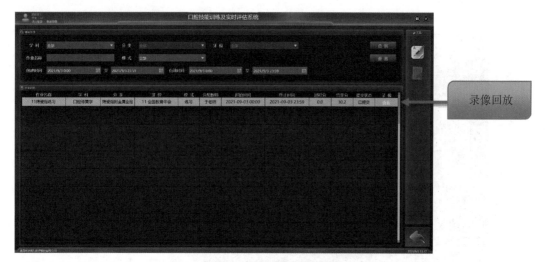

图 8 - 1 - 23　录像回放功能

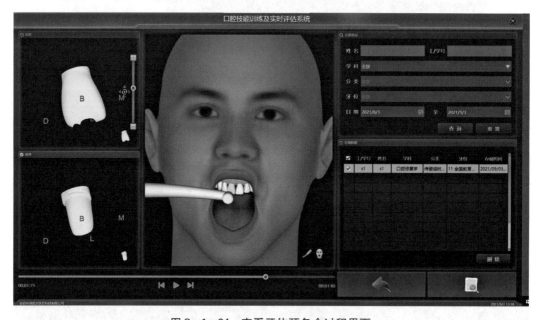

图 8 - 1 - 24　查看牙体预备全过程界面

三、前牙烤瓷冠牙体预备标准评价

(一) 过程考核

1. 车针使用考核:在操作过程中,根据提示及时选择并更换车针。每一步如果没有点击更换车针,则系统默认扣分。因此,每一步进行前均需要点击更换车针(图 8 - 1 - 25)。

2. 预备步骤考核:前牙烤瓷冠预备过程中,需按照切端-唇面-邻面-舌面(舌轴面和舌窝)-颈部肩台-精修进行预备,颠倒顺序会扣分(表 8 - 1 - 1)。

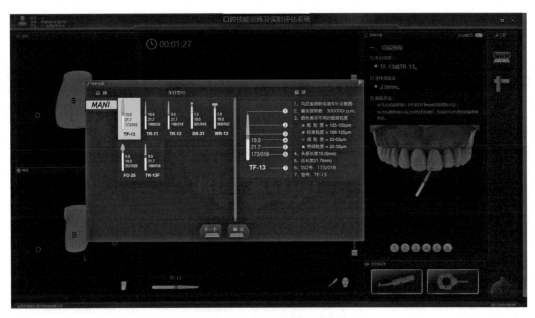

图 8-1-25 更换车针界面

表 8-1-1 前牙烤瓷冠牙体预备标准评价:过程考核评分(满分 100)

步骤	车针使用		预备步骤	
	正确	错误	正确	错误
1. 切端预备	7	0	7	0
2. 唇面预备	7	0	7	0
3. 邻面预备	7	0	7	0
4. 舌轴面预备	7	0	7	0
5. 舌面窝预备	7	0	7	0
6. 边缘预备	7	0	7	0
7. 精修完成	8	0	8	0

(二) 结果考核

1. 每个面牙体预备量考核。

2. 肩台的位置和形态考核。

3. 轴面的会聚度考核。

具体如图 8-1-26 和表 8-1-2 所示。

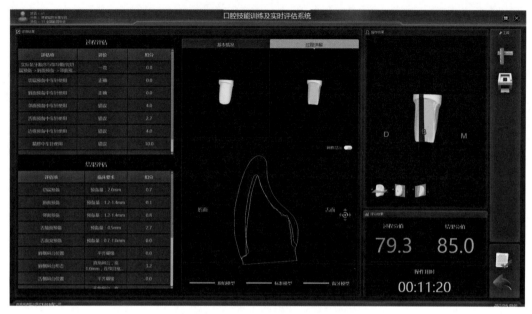

图 8-1-26　结果考核界面

表 8-1-2　前牙烤瓷冠牙体预备标准评价:结果考核评分(满分100)

项目	标　　准	分值
切端预备	1.5~2.0 mm	6
唇面预备	1.0~1.5 mm	6
邻面预备	1.0~2.0 mm	6
舌轴面预备	1.0~1.5 mm	6
舌面窝预备	1.0~1.5 mm	6
唇侧肩台位置	平齐龈缘	6
唇侧肩台形态	0.8~1.0 mm 宽,内线角圆钝的肩台;连续且宽厚一致,无菲边/卷边	6
舌侧肩台位置	平齐龈缘	6
舌侧肩台形态	0.8~1.0 mm 宽,内线角圆钝的肩台;连续且宽厚一致,无菲边/卷边	6
倒凹	无	8
聚合度	近远中、唇舌向:6°~10°	8
邻牙损伤	无	12
牙龈损伤	无	10
线角及精修	轴面光滑,线角圆钝	8

四、注意事项

1. 实际所用车针应与系统中选择一致。
2. 制备过程中注意体位，不要干扰定位系统。
3. 精度验证通过后，请勿移动头模。

参 考 文 献

［1］罗文欣,宋瑜,吴红崑,等.虚拟现实和增强现实技术在口腔教学中的应用研究[J].中华老年口腔医学杂志,2024,22(1):51-54.

［2］Saghiri M A, Vakhnovetsky J, Nadershahi N. Scoping review of artificial intelligence and immersive digital tools in dental education [J]. J Dent Educ, 2022,86(6):736-750.

［3］Gehrig J S, Sroda R, Saccuzzo D. Fundamentals of periodontal instrumentation and advanced root instrumentation [M]. 8 ed. Philadelphia: Lippincott Williams and Wilkins, 2016.

［4］Krishna R, De Stefano J A. Ultrasonic vs. hand instrumentation in periodontal therapy: clinical outcomes [J]. Periodontol 2000, 2016,71(1):113-127.

［5］Suvan J, Leira Y, Moreno Sancho F M, et al. Subgingival instrumentation for treatment of periodontitis. A systematic review [J]. J Clin Periodontol, 2020,47(Suppl 22), 155-175.

［6］Armitage G C. Manual periodontal probing in supportive periodontal treatment [J]. Periodontology 2000, 1996,12:33-39.

［7］Lang N P, Berglundh T, Giannobile W V, et al. Lindhe's clinical periodontology and implant entistry [M]. 7 ed. New Jersey:Wiley, 2021.

［8］施敏,沈道洁,林育华,等.虚拟仿真系统在口腔实验教学中的应用[J].口腔材料器械杂志,2018,27(4):234-237.

［9］林育华,池政兵.两种虚拟操作系统在口腔临床前实训中的应用评价[J].口腔材料器械杂志,2017,26(3):155-158.

［10］齐晓宇,汪大鹏.数字化实时评估系统在前牙牙体预备教学中的应用效果分析[J].中国继续医学教育,2024,16(01):118-121.

［11］杨铮灏,孙吉宇,张曦丹,等.虚拟现实技术在口腔修复住院医师规范化培训中的应用及思考[J].口腔颌面修复学杂志,2023,24(4):289-295.

［12］胡德瑜.口腔预防医学[M].6版.北京:人民卫生出版社,2012:111-152.

［13］冯希平.口腔预防医学[M].7版.北京:人民卫生出版社,2020:74-97.

［14］周学东.牙体牙髓病学[M].5版.北京:人民卫生出版社,2020:91-108.

［15］周洪.口腔职业助理医师资格考试实践技能考试理论必备与操作指南[M].北京:人民卫生出版社,2019:100-139.

［16］邹岩,唐子圣,陶丹英,等.虚拟仿真教学系统应用于口腔医学住院医师规范化培训的实践与探索[J].中华医学教育探索杂志,2021,3(20):319-322.

［17］Suzuki M, Funayama Y, Homma M, et al. Effect of position therapy and oral devices on sleep parameters in patients with obstructive sleep apnea [J]. Eur Arch Otorhinolaryngol, 2021, 278(11):4545-4550.

［18］王林,严斌.口腔临床核心技能视频图谱教程［M］.北京:人民卫生出版社,2015:18－30.

［19］Schenkel A B, Peltz I, Veitz-Keenan A. Dental cavity liners for Class I and Class II resin-based composite restorations ［J］. Cochrane Database Syst Rev. 2016 Oct 25;10(10):CD010526.

［20］赵铱民.口腔修复学［M］.8 版.北京:人民卫生出版社,2020.

［21］罗有成,吴哲,黄江勇,等.数字化虚拟仿真技术在口腔修复学临床教学中的探索［J］.口腔材料器械杂志,2022,31(1):63－66.

［22］左艳萍,崔晓明,马新扬,等.虚拟仿真系统在全冠牙体预备实验教学中的应用［J］.口腔颌面修复学杂志,2021,22(3):202－205.

［23］Plessas A. Computerized virtual reality simulation in preclinical dentistry: can a computerized simulator replace the conventional phantom heads and human instruction ［J］. Simul Healthc, 2017, 12(5):332－338.

［24］Tang L, Cao Y, Liu Z, et al. Improving the quality of preclinical simulation training for dental students using a new digital real-time evaluation system ［J］. Eur J Dent Educ, 2021, 25(1): 100－107.

［25］Yu W, Zhu Z, Su T, et al. A pilot study on the use of a novel digital real-time evaluatio5n system in undergraduate preclinical training of tooth preparation in fixed prosthodontics ［J］. Eur J Dent Educ, 2023,27(4):949－955.